Ketogene Ernährung für Frauen ab 50

Sabine Ahlers

ISBN: 9798662655119

Inhalt

Vorwort

Während der Wechseljahre hatte sich mein Stoffwechsel stark verändert. Zu dieser Zeit fühlte ich mich lethargisch und depressiv, und ich begann zuzunehmen. Mehr Protein zu essen und weniger Kohlenhydrate zu essen, führte nicht mehr wie früher zu einem Gewichtsverlust. Auch meine Proteinzufuhr musste begrenzt werden. Unter Berücksichtigung moderater Mengen an Proteinen und sehr geringer Mengen an Kohlenhydraten wurde die Verteilung der Nährstoffe in meiner Ernährung so angepasst, dass die meisten meiner Kalorien mittlerweile aus gesunden Fetten bezogen werden. Das bedeutet, dass etwa 70 % meiner Gesamtkalorien aus Fetten, 20 % aus Proteinen und 10 % aus Kohlenhydraten stammen. Dies bildet die Grundlage für eine ketogene Ernährung.

Der Umstieg auf die ketogene Ernährung war nicht allzu schwierig. Die größte unangenehme Begleiterscheinung war die Übelkeit, die jedoch schon bald nachließ. Es war mir gelungen, mein Bauchfett abzubauen. Obwohl ich deutlich weniger Sport trieb als zuvor, hatte ich das Gefühl, viel Fett zu verbrennen und Muskelmasse aufzubauen. Meine Müdigkeit, Schlafstörungen, Depressionen und Angstzustände sind verschwunden, nicht zuletzt wegen meiner neuen Ernährung. Insgesamt fühle ich mich energiegeladener und glücklicher, seit ich mich auf diese Weise ernähre.

Jetzt, mit 55 Jahren, ist es für mich der einzige Weg, zu essen, ohne zuzunehmen. Seit ich eine ketogene Diät mache, fühle ich mich besser und vitaler denn je, schlafe gesund und habe keine Wassereinlagerungen mehr. Mittlerweile kann ich mir keine andere Diät mehr vorstellen. Die ketogene Ernährung hat in vielerlei Hinsicht positive Auswirkungen auf mein Wohlbefinden und meine Gesundheit.

Es gibt immer mehr wissenschaftliche Hinweise auf die Vorteile einer ketogenen Ernährung, einschließlich der Normalisierung des Blutzuckerspiegels und anderer Laborwerte, wie z. B. des Cholesterinspiegels – trotz einer erhöhten Zufuhr von Nahrungsfetten. Darüber hinaus können Epilepsie und bestimmte Krebsarten sowie die Alzheimer-Krankheit behandelt werden.

Menschen, die in den Zustand der Ketose gekommen sind, beobachten häufig folgende gesundheitliche Effekte:

- ✓ bessere Stimmung
- ✓ besserer Schlaf
- ✓ Fähigkeit, mehr zu essen, ohne Gewicht zuzulegen
- ✓ geistige Klarheit
- ✓ mäßiger Hunger
- ✓ niedrigerer Blutdruck
- ✓ niedrigerer und stabilerer Blutzuckerspiegel
- ✓ schnelle und mühelose Gewichtsabnahme
- ✓ weniger Gasbildung und Blähung
- ✓ weniger Heißhungerattacken

Der effektivste Diätplan für jede Frau ist ein auf ihre persönlichen Bedürfnisse zugeschnittener Plan. Um deine Gesundheit und dein Wohlbefinden zu steigern, solltest du dir darüber bewusst sein, wie du dies in deiner aktuellen Lebensphase und -situation am besten erreichen kannst.

Die gute Nachricht ist, dass es möglich ist, einen Gesundheitsplan zu entwickeln, der den Ansprüchen deines alltäglichen Lebens gerecht wird. Mit ein wenig Recherche, nützlichen Empfehlungen und einer erfolgsorientierten Mentalität wirst du im Handumdrehen auf dem Weg zu einem gesünderen Menschen sein. Dazu habe ich in diesem

Buch eine Fülle von verlässlichen und aktuellen Informationen zusammengestellt, die dir dabei helfen sollen, deinen Weg zum Erfolg zu finden. Mit zunehmendem Alter wird es immer wichtiger, dass wir so viele Informationen wie möglich sammeln, um einen Lebensstil zu entwickeln, der zur Verbesserung unserer Lebensqualität und unseres Wohlbefindens beiträgt.

In der Altersgruppe 50+ besteht ein großes Interesse daran, so viele wertvolle Fakten und Fachkenntnisse wie möglich zu sammeln, um die Gesundheit zu erhalten und vernünftige Entscheidungen hinsichtlich der Lebensführung und der Gewohnheiten zu treffen. Diese natürliche Lernbereitschaft erlaubt es uns, neue Essgewohnheiten zu entwickeln und unsere Sportroutinen mit Blick auf ein gesünderes und längeres Leben neu zu gestalten. Der Schwerpunkt dieses Buches liegt auf der medizinischen Forschung zum Thema Ernährung und Nährstoffbedarf mit dem Ziel, die Gesundheit und die damit verbundenen Bedürfnisse unseres eigenen Körpers zu verstehen und kennenzulernen. Die medizinische Forschung befindet sich jedoch in ständiger Weiterentwicklung, was nicht selten einen hohen Zeitaufwand erfordert. Häufig erweckt die Veröffentlichung von Forschungsergebnissen den Eindruck, als spiele die medizinische Fachwelt russisches Roulette, insbesondere angesichts der Tatsache, dass ständig neue oder sich ändernde Erkenntnisse zu beobachten sind.

Es kann frustrierend sein, wenn Dinge, die man für richtig hielt, auf den Kopf gestellt werden, sobald neue Einsichten ans Licht kommen. In einem Moment wird einem empfohlen, mehr Kohlenhydrate zu essen, während im Nächsten verkündet wird, dass Kohlenhydrate die Ursache für Übergewicht sind. In der medizinischen Forschung entwickelt sich das gewonnene Wissen in der Regel nur langsam, manchmal ändert es sich grundlegend, wenn sich relevantere Fakten abzeichnen. In diesem Ratgeber findest du alle relevanten und aktuellen Informationen, um einen gesunden Lebensstil zu entwickeln und in die Praxis umzusetzen. Die ketogene Ernährung hat sich seit langem bewährt und gilt als eine der beliebtesten Diäten. Nicht nur, um unerwünschte Kilos loszuwerden, sondern auch, um ein lebenslanges Ernährungskonzept zu entwickeln, das ein nachhaltiges und gesundes Leben auf Jahre hinaus gewährleistet.

Die Wissenschaft hinter den Diäten

Die Wahl der richtigen Ernährungsform ist eine der schwierigsten Aufgaben auf dem Weg zu einer Diät. Es gibt unzählige Diäten, aus denen man wählen kann.

Beispiele: Die Dash-Diät, die den Menschen helfen soll, ihren Bluthochdruck zu senken; die Mittelmeer-Diät, die die für Kreta, Griechenland und Süditalien typischen Ernährungsmuster widerspiegelt; die Flexitarier-Diät, die den Menschen die Vorzüge einer vegetarischen Ernährung bei mäßigem Genuss tierischer Produkte vermitteln soll; und natürlich die in den Vereinigten Staaten am häufigsten verwendete Diät Weight Watchers. Jede dieser Diäten bietet Versprechen aller Art, einschließlich einer spielerisch-leichten Gewichtsabnahme ohne jegliche Abstriche und ohne Hunger. Sie bieten schnelle Ergebnisse bei minimalem Aufwand. Ihre Tipps und Tricks wecken zunächst die Aufmerksamkeit und sorgen für Begeisterung. Aber die Wissenschaft hinter ihren vielversprechenden Ideen ist nicht hinreichend beschrieben. Hauptsächlich, weil es keine wissenschaftlichen Grundlagen gibt. Nur eine Trend- oder Mode-Diät nach der anderen, die jemand erfunden hat, um Geld zu verdienen. Und du weißt, wie die Geschichte endet. Man überstürzt, man fällt, man versagt. Und am Ende landet man genau dort, wo man angefangen hat – oft sogar mit ein paar Kilos mehr. Dieser Ratgeber unterscheidet sich von anderen, weil diese Ernährung anders ist als andere.

Die ketogene Diät (kurz Keto-Diät) ist weit mehr als eine Modeerscheinung. Sie ermöglicht es tatsächlich, ein neues Essverhalten zu entwickeln, das nicht nur für den Augenblick, sondern für immer anhält. Die Wissenschaft hinter dieser Form der Ernährung ist makellos und bestätigt immer wieder die in der Praxis getesteten Ergebnisse. Es ist eine völlig neue und nachhaltige Ernährung, die nicht nur für das Hier und Jetzt gilt, sondern ein Leben lang fortbesteht. Auf diese Weise wird der Körper darauf trainiert, die Nahrung auf eine völlig neue Art und Weise zu verarbeiten.

Die Keto-Diät wurde ursprünglich von Forschern und Ärzten für Kinder mit Epilepsie entwickelt. Studien haben gezeigt, dass diese spezielle Verteilung von Nährstoffen aus einem hohen Fettgehalt, einem sehr niedrigen Kohlenhydratgehalt und einem moderaten Proteingehalt dazu beigetragen hat, Anfälle bei Kindern und Erwachsenen, die an dieser lähmenden Krankheit leiden, zu kontrollieren oder sogar zu beseitigen. Im Rahmen der Untersuchungen wurde festgestellt, dass auch das Körpergewicht der Patienten deutlich abgenommen hat.

Weitere Studien des National Center for Biotechnology (NCBI) zeigten, dass eine ketogene Diät das Körpergewicht und den Body-Mass-Index (BMI) übergewichtiger Menschen signifikant reduzieren konnte. Darüber hinaus wurden Triglyceride, LDL-Cholesterin und Blutzuckerspiegel gesenkt und der HDL-Cholesterinspiegel erhöht. Eine Studie zeigte, dass eine langfristige ketogene Ernährung bei Patienten keine gesundheitlichen Probleme verursacht. Wie diese aktuelle Studie bestätigt, besteht kein Zweifel daran, dass eine ketogene Ernährung über einen längeren Zeitraum angewendet werden kann als bisher angenommen. Was versteht man in diesem Fall unter einer Diät? Eine „Diät" ist eine „auf die Bedürfnisse eines Kranken, Übergewichtigen o. Ä. abgestimmte Ernährungsweise". Und da ist dieses Wort, das von niemandem gerne benutzt wird: Einschränkung.

In diesem Buch werden wir die Definition verwenden, die uns ein angenehmes Gefühl und eine positive Einstellung auf dem Weg zum Ziel gibt. Sie wird diese negativen Gedanken nicht wachrufen, also werden wir das Wort „Einschränkung" als positives Wort empfinden. Wir alle wollen gesund sein, aber wir müssen lernen, verantwortungsvoll mit unserem Körper umzugehen. Zunächst einmal möchten wir den Gedanken akzeptieren, dass die Keto-Diät nicht wirklich eine „Diät" ist, sondern nur eine gewöhnliche Form der Ernährung, die es uns ermöglicht, einen gesunden und leistungsfähigen Körper zu entwickeln. Wir werden Lebensmittel nicht „einschränken", wir werden zwar gewisse Lebensmittel ausschließen und die Portionen bestimmter Lebensmittel überwachen, aber wir werden unsere neue Diät nicht als Entbehrung empfinden. Vielmehr bewegen wir uns in Richtung eines gesünderen und leistungsfähigeren Körpers, und wir sehen in dieser Form der Ernährung den idealen Weg, diesem Ziel näher zu kommen.

Die richtige Diät im Alter

Sobald der weibliche Körper durch die Wechseljahre geht, kommt es häufig zu einer Gewichtszunahme. Glücklicherweise ist es mit der richtigen Lebensweise und Ernährung möglich, das Gewicht nach den Wechseljahren zu halten oder sogar zu reduzieren. Eine ketogene Ernährung beinhaltet eine erhöhte Proteinzufuhr. Proteine fördern den Muskelaufbau und beugen dem Risiko von Knochenbrüchen vor. Proteine sind daher ein wichtiger Bestandteil einer ketogenen Ernährung. Eine zu hohe Proteinzufuhr wird jedoch nicht empfohlen, da dies zu einer erneuten Gewichtszunahme führen kann, wenn das überschüssige Protein in Glucose umgewandelt wird.

Es ist zu beachten, dass auch eine ketogene Ernährung während der Umstellungsphase zu Hormonschwankungen führen kann. Aus diesem Grund ist es sinnvoll, entweder vor oder nach den Wechseljahren auf Keto umzustellen. Ob eine kohlenhydratarme oder ketogene Ernährung in den Wechseljahren sinnvoll ist, sollte von allen Beteiligten sorgfältig überlegt werden. Denn jeder Körper reagiert anders auf Veränderungen im Hormonhaushalt! Bei Frauen nimmt die Hormonproduktion in den Eierstöcken mit der Zeit ab. Ab etwa Mitte 30 nimmt die Produktion des Hormons Progesteron ab. Ab Mitte des 40. Lebensjahres sinkt auch der Östrogenspiegel, und es treten auch Schwankungen und Wechselwirkungen anderer Hormone auf.

Unzufriedenheit mit dem eigenen Körper findet man in jedem Alter in allen Bevölkerungsschichten. Besonders in den Wechseljahren nehmen Unzufriedenheit und gescheiterte Diäten bei vielen Frauen zu. Eine ketogene Ernährung gilt als die Lösung für jede Frau, die sich mit dem Menopausen-Bauch herumschlagen muss. Sie ist ein wirksames Mittel gegen eine Gewichtszunahme und kann auch zu einer Gewichtsabnahme führen. Ab diesem Zeitpunkt haben viele Frauen mit emotionalen Schwankungen, Energieschwankungen und Schlafstörungen zu kämpfen. Hier kann die ketogene Ernährung von Vorteil sein und sich für viele Frauen als die ideale Ernährungsform erweisen. Gleichzeitig kann das Gewicht unter Kontrolle gehalten werden.

Ketogene Diät für Frauen ab 50

Es gibt eine wachsende Zahl von Studien, die zeigen, dass Low-Carb- und Keto-Diäten eine sehr wirksame Methode zum Abnehmen sind. Studien haben gezeigt, dass eine Keto-Diät dabei hilft, Gewicht zu verlieren und den Energielevel über den Tag hinweg zu stabilisieren. Ein großer Vorteil der Ketose ist die Unterdrückung des Appetits, was zum Teil auf niedrigere Ghrelinspiegel zurückzuführen ist.[1]

Eine systematische Auswertung von 12 Studien, die 2014 veröffentlicht wurden, zeigte, dass die ketogene Ernährung Hunger und Appetit unterdrückt. Darüber hinaus definierten die Autoren eine ketogene Ernährung als einen Prozess, durch den ein β-Hydroxybutyratspiegel von mindestens 0,3 mM produziert werden konnte.[2] β-Hydroxybutyrat blockiert einen Teil des Immunsystems, das an verschiedenen entzündlichen Erkrankungen wie Typ-2-Diabetes, Atherosklerose und Alzheimer beteiligt ist. Es handelt sich eigentlich um eine sehr milde Ketose, die die meisten Menschen erreichen können, indem sie die Aufnahme von Kohlenhydraten auf maximal 50 g pro Tag begrenzen.

Es ist auffällig, dass viele Frauen nach der Menopause über Gewichtsverlust aufgrund eines Lebensstils berichten, der auf Low Carb oder Keto zugeschnitten ist. Obwohl es Studien mit Frauen mittleren und

---

[1] (Sumithran P)
[2] (Gibson AA)

fortgeschrittenen Alters gibt, ist die Zahl der Studien, die die Auswirkungen einer Low-Carb- oder Keto-Diät speziell bei postmenopausalen Frauen untersucht haben, überraschend gering.

In einer zweijährigen randomisierten kontrollierten Studie (RCT) mit 70 adipösen postmenopausalen Frauen führte eine kohlenhydratarme Paläo-Diät im Vergleich zu Frauen, die sich fettarm ernährten, zu einem signifikanten Rückgang des abdominalen Fetts und der Triglyceride im Blut.[3]

In einem anderen RCT unterzogen sich 50 übergewichtige oder adipöse Frauen mittleren Alters einer kalorienreduzierten oder Kalorienunabhängigen Diät, zunächst mit 20 g Kohlenhydraten pro Tag, die dann über 12 Wochen schrittweise um 10 g pro Woche erhöht wurden. Obwohl beide Gruppen eine vergleichbare Gewichtsabnahme zeigten, wies die Low-Carb-Gruppe im Vergleich zur Low-Cal-Gruppe signifikant niedrigere Triglyceridwerte und signifikant verbesserte Cholesterinwerte auf.[4]

Es ist anzumerken, dass die Low-Carb-Gruppe zwar in der Anfangsphase einen ketogenen Ansatz verfolgt hatte, sich aber am Ende der Studie mit 140 g Kohlenhydraten vom Zustand der Ketose entfernt hatte. Dieses Beispiel zeigt, dass es nicht unbedingt notwendig ist, einen extremen Low-Carb-Ansatz, der sich in hohen Ketonwerten widerspiegelt, zu verfolgen, um Gewicht zu verlieren. Es ist jedoch offensichtlich, dass eine Diät, die auf eine Methode zur Senkung des Insulinspiegels abzielt, einen positiven Einfluss auf den Hunger hat und somit die Erfolgschancen beim Abnehmen erhöht.

Wie bereits erwähnt, gibt es keine Studien, die sich speziell mit der ketogenen Ernährung bei postmenopausalen Frauen befassen. Was jedoch bei kohlenhydratarmer Ernährung beobachtet werden kann, die sich oft zufällig als ketogen erweist, ist durchweg positiv. Beispielsweise zeigten postmenopausale Frauen mit einer kohlenhydratarmen und fettreichen Ernährung auf Käse- und Fleischbasis bessere Ergebnisse als mit einer fettarmen und kohlenhydratreichen Ernährung.[5]

---

[3] (Mellberg C)
[4] (Liu X)
[5] (Thorning TK)

Ihre Blutfettwerte verbesserten sich, einschließlich niedrigerer LDL- und höherer HDL-Partikelzahlen. Die Frage, ob es sich dabei tatsächlich um eine ketogene Ernährung handelt, kann nicht beantwortet werden, aber es würde mich nicht überraschen, wenn die Frauen in die Ketose eingetreten wären.

In einer weiteren Studie wurden postmenopausale Brustkrebs-Überlebende nach dem Zufallsprinzip entweder einer fettarmen oder einer kohlenhydratarmen Gruppe zugeordnet. Obwohl der durchschnittliche Gewichtsverlust in beiden Gruppen ähnlich ausfiel, zeigte eine größere Anzahl von Frauen in der Low-Carb-Gruppe einen höheren prozentualen Gewichtsverlust.

Für postmenopausale Frauen wird auch eine vollständige paläolithische Ernährung (Steinzeitdiät) empfohlen. In einer Studie trug der paläolithische Ansatz dazu bei, dass postmenopausale Frauen mehr Körperfett, Bauchfett und Bauchumfang verloren. Auch die Triglyceride wurden gesenkt.

Vorteile der Keto-Diät ab 50

Die Fettverbrennung zum Zweck der Energiegewinnung führt zu einem stabileren Energieniveau und lässt den Blutzuckerspiegel nicht ansteigen. Dadurch bleiben die Höhen und Tiefen, die beim Verzehr großer Kohlenhydratmengen auftreten, aus. Mehr Energie zu haben bringt natürlich auch einige Vorteile mit sich: Du kannst bessere Leistungen erbringen und fühlst dich weniger müde und erschöpft! Andere Studien haben gezeigt, dass die ketogene Ernährung weitere Vorteile bieten kann:

- ✓ verbesserte Gehirnfunktion / erhöhte Konzentration
- ✓ Senkung des Blutdrucks
- ✓ Verbesserung der Werte von HDL (gutes Cholesterin) und LDL (schlechtes Cholesterin)
- ✓ Senkung des Triglyceridspiegels
- ✓ Senkung des Insulinspiegels, Verbesserung der Insulinresistenz und Verringerung des Risikos von Typ-2-Diabetes

Zusätzliches Calcium

Der Calciumbedarf der Knochen steigt nach den Wechseljahren an, weil die Aufnahme von Calcium durch die abnehmende Östrogenproduktion erschwert wird. Der Organismus hat daher größere Schwierigkeiten das Calcium aufzunehmen. Für die Knochen, die ab einem gewissen Alter zunehmend abgebaut werden, ist Calcium jedoch unentbehrlich. Es ist daher ratsam, die Calciumzufuhr während der Wechseljahre zu erhöhen.

Die Zufuhr von ausreichend Calcium ist eine wichtige Voraussetzung für den Fettabbau bei gleichzeitigem Erhalt der Muskelmasse. Bei einer ketogenen Ernährung sorgt ein ausgewogenes Verhältnis von Milchprodukten (z. B. Sahne, Käse), rotem Fleisch und anderen calciumreichen Lebensmitteln dafür, dass die Knochen gesund und leistungsfähig bleiben.

Beseitigt Heißhungerattacken

Eine der wirksamsten Methoden zur Kontrolle von Heißhungerattacken ist die Zufuhr einer ausreichenden Menge an Proteinen in Kombination mit gesunden Fetten. Proteinreiche Lebensmittel und Snacks füllen den Körper viel schneller als Produkte, die Zucker und Kohlenhydrate enthalten. Statt nach einer Schachtel Kekse zu greifen, ist es angebracht, als schnellen Snack Aufschnitt und Schnittkäse zu genießen.

In der Vergangenheit, als mein Gewicht zunahm, aß ich mehr Proteine und weniger Kohlenhydrate, und die überschüssigen Kilos verschwanden. Nach der Menopause war diese Methode nicht mehr wirksam. Mein Gewicht nahm zu, meine Kleidung wurde enger, und ich war frustriert, weil meine intensiven Bemühungen kaum erfolgreich waren.

Fördert den Muskelaufbau

Eine ausreichende Menge an Protein trägt zum Muskelaufbau bei, hält die Knochen besser gestützt und reduziert das Risiko von Wechseljahresbeschwerden wie schlaffe Arme und einen dicken Bauch.
In Kombination mit einem moderaten Trainingsprogramm unterstützt eine erhöhte Proteinzufuhr die Muskelgesundheit. Dies führt zu einer festeren und schlankeren Figur und einem widerstandsfähigeren und kräftigeren Körper.

Zusätzlicher Nährstoffbedarf wird gedeckt

Ketogene Diäten umfassen eine Reihe von nährstoffreichen Lebensmitteln. Sie helfen dir, die richtige Mischung für deine Bedürfnisse zusammenzustellen. Omega-3-Fettsäuren aus Fisch, Vitamine aus Gemüse und Calcium aus Milch sind nur einige Beispiele für eine ketogene Ernährung, ohne jeden Morgen Vitamintabletten einnehmen zu müssen.

Bei einer ketogenen Ernährung kannst du deine Nahrungsaufnahme im Überblick behalten und dabei neue Energie gewinnen. Die Ketose verhindert Energieschwankungen und beugt der Gewichtszunahme vor. Als Ergebnis wirst du zu einer gesunden und schlanken Frau.

Blähungen und Völlegefühl treten seltener auf

Ein häufiges Problem, das Frauen betrifft, ist das Auftreten von Blähungen. Indem Kohlenhydrate auf ein Minimum reduziert und durch gesündere Alternativen zur Energiegewinnung ersetzt werden, kann Blähungen auf natürliche Weise entgegengewirkt werden.

Dickes, luftiges Brot und Süßigkeiten können gelegentlich das Verlangen stillen, aber auch leicht zu schweren Blähungen führen.

Abnehmen mit der Keto-Diät

Warum bewirkt die Keto-Diät eine Gewichtsabnahme und einen Fettabbau?

Das Grundprinzip der ketogenen Ernährung wurde bereits erwähnt: Während der Körper seinen Energiebedarf aus kohlenhydrathaltiger Ernährung deckt (und den Überschuss in Fett umwandelt und um die Hüften herum speichert), verhält es sich bei der Keto-Ernährung genau umgekehrt. Die kohlenhydratarme Ernährung veranlasst den Körper, auf sein Notfallprogramm umzuschalten. Das bedeutet zum einen, dass die benötigte Energie aus Nahrungsfetten gewonnen wird. Andererseits greift der Organismus auch auf gespeicherte Fettreserven zurück, die meist sehr hartnäckig sind.

Der Ketose-Effekt ist daher auch für Sportler von großem Vorteil. Während die „Akkus" in Form von Kohlenhydraten vor und während des Sports nur begrenzt aufgeladen werden können, stellt sich die Situation bei Fett völlig anders dar. Der Körper kann große Mengen von Kohlenhydraten kaum verwerten und wandelt sie stattdessen in Körperfett um. Mit der Ketose hat der Körper gelernt, diese Fettreserven als Energiequelle zu nutzen. Ein Effekt, der natürlich auch zur Gewichtsreduktion beitragen kann.

Die ketogene Ernährung ist sehr fettreich und enthält eine durchschnittliche Menge an Protein – das unterscheidet sie von der klassischen Low-Carb-Diät. Diese wiederum zeichnet sich durch einen sehr hohen Proteinanteil und einen vergleichsweise geringen Fettanteil aus und kommt daher nicht in Frage, wenn der Körper Fett als primären Brennstoff nutzen soll. Ein zu hoher Proteinanteil kann nämlich auch – zusätzlich zu den Kohlenhydraten – die Freisetzung von Insulin anregen, das dem Körper signalisiert, die Fettverbrennung zu unterdrücken. Eine klassische Low-Carb-Diät ermöglicht die Fettverbrennung in den frühen Morgenstunden, wenn der Insulinspiegel niedrig ist. Die Keto-Diät bietet dem Körper die Möglichkeit, den ganzen Tag über Fett zu verbrennen. Da der Körper mit Fetten versorgt wird, führt diese Diät zu einer gesteigerten Gehirnfunktion, einem reibungsloseren Zusammenspiel der Hormone, einer verbesserten Energiefreisetzung, gesundem Schlaf, stabilen Blutzuckerwerten und vielem mehr.

Wie lange dauert es, Bauchfett effektiv und nachhaltig loszuwerden?

Experten weisen darauf hin, dass sich der Körper innerhalb weniger Tage, manchmal sogar bis zu zwei Wochen, an die ketogene Ernährung anpassen muss. In dieser Zeit findet die Fettverdauung hauptsächlich aus Nahrungsfetten statt, so dass die körpereigenen Fettdepots noch nicht abgebaut werden. Diese werden erst nach der Anpassungsphase angegangen. Danach kann es jedoch recht schnell gehen, bis die ersten Ergebnisse sichtbar und messbar werden.

Es ist ratsam, sich zumindest eine Zeit lang an die Diät zu halten, so dass ein nachhaltiger Fettabbau möglich ist und kein Jo-Jo-Effekt auftritt. Im Gegensatz zu den Fällen, in denen aufgrund einer bestimmten Erkrankung eine ketogene Diät angewendet wird, ist es nicht unbedingt notwendig, die Diätmethode an allen Tagen und ohne Unterbrechung zu praktizieren. Eine ketogene Diät birgt zudem die Gefahr, dass der Körper vergisst, mit Kohlenhydraten umzugehen. Aus diesem Grund kann es in einigen Fällen sinnvoll sein, nach etwa 6 bis 8 Wochen wieder auf Kohlenhydrate zurückzugreifen. Carb Cycling, d. h. ein periodischer Wechsel zwischen den beiden Diäten, kann sich als vorteilhaft erweisen. Es liegt an jedem Einzelnen, das optimale Intervall für seine Bedürfnisse zu finden.

Was genau ist eine Ketose?

Ketose ist ein Stoffwechselzustand, der durch einen erhöhten Gehalt an Ketonkörpern im menschlichen Gewebe gekennzeichnet ist. Dieser Zustand ist typischerweise unter Bedingungen wie Diabetes pathologisch, kann aber auch das Ergebnis einer besonders kohlenhydratarmen Ernährung sein.

Was verursacht Ketose?

Normalerweise verwendet der Körper Kohlenhydrate als primäre Energiequelle. Wenn der Körper nicht genügend Kohlenhydrate aus der Nahrung aufnimmt, um Energie zu produzieren, verbrennt er stattdessen Fett. Die Produktion von Fettsäuren im Fettgewebe wird durch Adrenalin und Glucagon angeregt und durch Insulin gehemmt. Insulin ist eines der Hormone, die von der Bauchspeicheldrüse in Gegenwart von Kohlenhydraten ausgeschüttet werden. Die Rolle des Insulins besteht darin, den Blutzuckerspiegel unter Kontrolle zu halten, indem es als treibende Kraft wirkt und Glucose in die Zellen transportiert. Ohne die Insulinsekretion würde der Blutzuckerspiegel außer Kontrolle geraten. Ketose ist ein normaler Stoffwechselprozess, den der Körper durchläuft, um sicherzustellen, dass er reibungslos funktioniert. Wenn der Körper Fett als Energiequelle verwendet, produziert er Ketone. Die meisten Zellen im Körper verwenden Ketone und Glucose als Energiequellen. Das Hauptziel der Keto-Diät ist es, dauerhaft in einem Zustand der Ketose zu bleiben. Bei Anfängern der Keto-Diät kann es zwischen 4 und 8 Wochen dauern, bis der Körper vollständig in die Ketose (Keto-Adaption) eintritt.

Fette (Fettsäuren) und Proteine sind überlebenswichtig. Es gibt jedoch keine essentiellen Kohlenhydrate.

Bei stabiler Keto-Adaptation nimmt das Glykogen (in Muskeln und Leber gespeicherte Glucose) ab. Dies reduziert das Wassergewicht und erhöht die Muskelausdauer und den Energielevel. Ein weiterer Vorteil ist, dass jemand, der durch den Verzehr von zu vielen Kohlenhydraten aus der Ketose austritt, viel schneller wieder in die Ketose eintreten wird, als jemand, der noch nie zuvor Keto-adaptiert gewesen ist.

Nachdem du deine Kohlenhydrate drei bis vier Tage lang auf weniger als 20 bis 25 g pro Tag beschränkt hast, tritt dein Körper in die Ketose ein und beginnt, Proteine und Fett als Kraftstoff zu verbrennen. Dein Körper beginnt, sein gespeichertes Fett abzubauen und in Glucose umzuwandeln. Studien haben wiederholt gezeigt, dass eine Keto-Diät beim Abnehmen hilft und das Energieniveau im Laufe des Tages verbessert. Wenn du dich in der Ketose befindest und mehr Fette und Proteine zu dir nimmst, wird dein Hunger abnehmen und du wirst dich länger satt fühlen. Das erhöhte Energielevel und Sättigungsgefühl ist darauf zurückzuführen, dass die meisten Kalorien aus Fetten stammen, die eine hohe Kaloriendichte haben und nur sehr langsam verdaut werden.

Bei Diabetes kann eine kohlenhydratarme Ernährung einen sehr positiven Effekt haben oder sogar den Krankheitsverlauf umkehren. Wie bei jeder Diät solltest du jedoch einen Arzt konsultieren, bevor du mit einer kohlenhydratarmen Diät beginnst.

Alle Arten von Kohlenhydraten bestehen aus Zucker. Eine Auflistung der Kohlenhydrate im Hinblick auf unsere typische westliche Ernährung wäre meiner Meinung nach vorteilhaft. Sie werden allgemein als „versteckter Zucker" bezeichnet. Versteckter Zucker findet sich in den gängigsten abgepackten Nahrungsmitteln wie Brot, Gebäck, Nudeln und Cerealien. Um den Verzehr von kalorienreichen oder verpackten Lebensmitteln mit diesen versteckten Zuckern zu vermeiden, ist es ratsam, grünes Blattgemüse und eine Vielzahl von nährstoffreichen Energiequellen zu verwenden. Oberste Priorität sollte eine nährstoffreiche, kohlenhydratarme Ernährung haben.

Eine der wichtigsten Aufgaben zur Verbesserung deiner Gesundheit besteht darin, zu lernen, wie man die Lebensmittelkennzeichnungen verschiedener Produkte liest und bewertet. Viele Lebensmittel enthalten versteckten Zucker und andere ungesunde künstliche Konservierungsstoffe, von denen wir uns fernhalten müssen, um unseren Körper nicht zu schädigen.

Bei der Auswahl von Getränken sollte den ganzen Tag über immer Wasser die erste Wahl sein. Obwohl es keine neueren Studien gibt, die die Auswirkungen von Light-Getränken und Diät-Soda auf die Gesundheit untersuchen, gibt es ältere Studien, die vermuten lassen, dass das Trinken von mehr als zwei Diät-Sodas pro Tag die Wahrscheinlichkeit einer Gewichtszunahme und von Herz-Kreislauf-Erkrankungen erhöhen könnte. Ich kann nur empfehlen, Light-Produkte in moderaten Mengen und nicht täglich zu trinken. Beschränke dich auf maximal 2 pro Tag und finde mehr Platz für die gesünderen Alternativen!

Je nach Situation können von Zeit zu Zeit Kaffee und Tee getrunken werden. Achte darauf, dass du keinen Zucker und keine gesüßte Sahne verwendest. Ein Rezept für Bulletproof Coffee findest du weiter hinten im Rezeptteil – viele Menschen schwören auf diesen Kaffee. Vergiss nicht, dass maßvoller Konsum der Schlüssel zum Erfolg ist.

Die Zahl der Toilettenbesuche wird zunehmen, aber das ist völlig normal. Verarbeitete Lebensmittel enthalten große Mengen an Natrium. Sobald du anfängst, die verarbeiteten Lebensmittel wegzulassen und vollwertige, naturbelassene Lebensmittel zu dir zu nehmen, wird sich deine Natriumaufnahme durch die plötzliche Ernährungsumstellung schlagartig verringern. Dieser Rückgang des Natriumspiegels führt dazu, dass das überschüssige Wasser, das in deinem Körper gespeichert ist, „ausgespült" wird, was zu häufigerem Wasserlassen führt. Eine Reduzierung der Kohlenhydrate senkt auch den Insulinspiegel, was wiederum die Nieren veranlasst, überschüssiges gespeichertes Natrium freizusetzen.

Da die Natriumaufnahme reduziert wird und überschüssiges Natrium ausgeschieden wird, beginnt der Körper viel mehr Wasser als gewöhnlich auszuscheiden. Letztendlich nimmt die Menge an Natrium und anderen Elektrolyten ab. Dieser Verlust an lebenswichtigen Elektrolyten verursacht das mit der „Keto-Grippe" verbundene Unwohlsein. Dies ist ein weiterer Grund, warum es sehr wichtig ist, dass du den ganzen Tag über genügend Wasser trinkst, um den Flüssigkeitsverlust auszugleichen.

Die Keto-Grippe

In den ersten Wochen des Übergangs in die Ketose muss der Körper eine metabolische Veränderung durchlaufen. Du wirst wahrscheinlich eine gewisse Müdigkeit und Gehirnnebel erleben. Möglicherweise kommt es zu einer Dehydrierung aufgrund der durch die Ketose verursachten Diurese und zu einem Wasserverlust aufgrund der Erschöpfung der Glykogenspeicher. Es kann zu Kopfschmerzen, Übelkeit und Schläfrigkeit kommen.

Sie wird aus gutem Grund Keto-Grippe genannt: Du fühlst dich elendig, als ob du eine normale Grippe hättest! Diese Phase dauert jedoch nur kurze Zeit an. Bei den meisten Menschen treten diese Symptome nur für wenige Tage auf. In einigen wenigen Fällen kann sie bis zu einer Woche oder länger andauern.

Jeder Körper hat seine individuellen Bedürfnisse, und einige Menschen bewältigen die Umstellung besser als andere. Sobald sich der Körper an die Produktion von Ketonkörpern als primäre Energiequelle gewöhnt hat, steht ihm tatsächlich mehr Energie zur Verfügung als zuvor. Außerdem musst du nicht mehr gegen all die Blutzuckerausschläge ankämpfen, die durch deine kohlenhydratreichen Mahlzeiten verursacht werden.

Diese unerwünschten Nebenwirkungen einer neuen Ernährung sind, gelinde gesagt, nicht sehr angenehm. Die meisten Menschen, die sich von der Keto-Diät verabschieden, treffen die Entscheidung in der Regel an diesem Punkt. Vielleicht möchtest du aufgeben oder hast das Gefühl, dass diese Diät nicht das Richtige für dich ist. Bleib stark, kämpfe gegen diesen Widerstand an, bitte um Hilfe, um diese Phase zu überwinden! Eine Woche lang leiden zu müssen, um über Jahre hinweg Gewicht zu reduzieren und sich einer guten Gesundheit erfreuen zu können, wird die Mühe wert sein.

Mit ein wenig Durchhaltevermögen und Weitsicht ist es möglich, die Symptome der Keto-Grippe zu lindern. Zuerst einmal solltest du verstehen, warum dein Körper so reagiert.

Dein Körper ist seit jeher daran gewöhnt, Glucose zur Energiegewinnung zu verbrennen. Er ist also voller Enzyme, die darauf warten, dass die Kohlenhydrate, die du isst, in Form von Fett gespeichert werden. Da die Kohlenhydrate jedoch reduziert werden, ist der Körper gezwungen, Anpassungen an die von ihm gebildeten Enzyme vorzunehmen. Er muss damit beginnen, Enzyme zu produzieren, die anstelle von Kohlenhydraten Fett als Brennstoff verbrennen. Die Übergangsphase zwischen diesen beiden völlig unterschiedlichen Arten der Bildung und Nutzung körpereigener Enzyme führt zur so genannten Keto-Grippe oder Keto-Krise.

Schauen wir uns noch einmal an, was wir bisher über die Keto-Grippe gelernt haben. Die Keto-Grippe ist das Ergebnis von drei entscheidenden Ereignissen:

1. Ernährungsumstellung nach dem Keto-Prinzip
2. Entzug von Kohlenhydraten
3. Ungleichgewicht im Wasser- und Elektrolythaushalt

Um die Symptome zu lindern oder ganz zu vermeiden, muss darauf geachtet werden, dass eine Dehydrierung vermieden wird. Trinke reichlich Wasser (Kaffee und Tee inbegriffen) und achte auf deine Elektrolyte. Ein Mangel an Kohlenhydraten bedeutet, dass der Körper überschüssiges Insulin loswerden muss. Dies wiederum bedeutet, dass du viel Flüssigkeit verlierst, die dein Körper zurückgehalten hat. Dies führt zu dem schnellen Gewichtsverlust, den die meisten Menschen in den ersten Tagen der Ketose erleben – meist durch den Wasserverlust.

Neben Wasser werden auch Elektrolyte wie Natrium, Magnesium und Kalium aus dem Körper gespült. Es ist wichtig, diese Elektrolyte wieder aufzufüllen, um ein reibungsloses Funktionieren des Körpers zu gewährleisten.

Die Zugabe von Salz zu den Mahlzeiten und der Verzehr von mehr Fett und Brühe werden dabei helfen. Auch Butter, Speck, fetthaltiges Fleisch und Schlagsahne mit Kaffee werden empfohlen. Der hohe Fettanteil zwingt den Körper, den Übergangsprozess zu beschleunigen. Das klingt vielleicht kontraintuitiv, aber es wird funktionieren.

Auch die Zufuhr von Proteinen sollte in Betracht gezogen werden. Viele Menschen machen den Fehler, zu viel Proteine zu essen, also nicht in diese Falle tappen! Der Körper ist in der Lage, Proteine in Glucose umzuwandeln. Wenn du also in den ersten Tagen zu viele davon isst, verzögerst du den Übergang. Für die Proteinversorgung empfiehlt es sich, fetthaltiges Fleisch und Käse zu essen.

Um die Elektrolyte im Auge zu behalten, wird empfohlen, Lebensmittel zu essen, die im Allgemeinen salziger sind, wie z. B. Salzgurken oder Speck. Um ein Gleichgewicht der anderen Elektrolyte zu gewährleisten, wird empfohlen, mehr von den folgenden Nahrungsmitteln zu essen.

- ❖ Für **Kalium**: Avocados, Nüsse, dunkelgrünes Gemüse wie Spinat und Grünkohl, Lachs, Naturjoghurt und Pilze.
- ❖ Um **Magnesium** auszugleichen: Nüsse, Bitterschokolade, Artischocken, Spinat und Fisch
- ❖ **Calcium** kann durch den Verzehr von Käse, Blattgemüse, Brokkoli, Meeresfrüchten und Mandeln bezogen werden.
- ❖ **Phosphor** kann durch Fleisch, Käse, Nüsse, Samen und Bitterschokolade gedeckt werden.
- ❖ **Chlorid** kann durch den Verzehr der meisten Gemüse und Oliven gedeckt werden.

Beachte, dass die Symptome der Keto-Grippe in den nächsten Tagen abklingen werden und du ein stärkerer, wacherer und schlankerer Mensch sein wirst!

Nährstoffbedarf im Alter

Der Alterungsprozess beeinflusst den Körper auf vielfältige Weise. Mit zunehmendem Alter durchläuft unser Körper eine Vielzahl von Veränderungen. Unser Haar beginnt zu ergrauen, unsere Haut verliert ihre Elastizität und es bilden sich Falten. Muskelschwund, Ausdünnung der Haut und verminderte Magensäure sind ebenfalls Teil des Alterungsprozesses. Einige dieser Veränderungen können dich für eine Gewichtszunahme anfällig machen, während gleichzeitig ein Nährstoffmangel auftreten kann. Zum Beispiel kann ein niedriger Magensäurespiegel die Aufnahme von Nährstoffen wie Vitamin B12, Calcium, Eisen und Magnesium beeinträchtigen.

Vor dem Hintergrund dieser Veränderungsprozesse nimmt unser Energiebedarf ab, so dass wir unsere tägliche Kalorienzufuhr reduzieren müssen. Das macht es so schwierig, die benötigten Nährstoffe zu erhalten und trotzdem weniger Kalorien aufzunehmen – ein kleines Ernährungsdilemma.

Glücklicherweise lassen sich Mangelerscheinungen und andere altersbedingte Veränderungen auf verschiedene Weise vermeiden. Zum Beispiel können der Verzehr nährstoffreicher Lebensmittel und die Einnahme geeigneter Nahrungsergänzungsmittel dazu beitragen, dass du im Alter gesund bleibst. Eine ketogene Ernährung ist ein guter Weg, um im Alter gesund und fit zu bleiben.

Heute leidet etwa die Hälfte aller deutschen Frauen über 50 an einer oder mehreren chronischen Krankheiten, die oft mit unzureichender Ernährung oder Unterversorgung einhergehen. Die Deutsche Gesellschaft für Ernährung (DGE) betont die Dringlichkeit von Ernährungsstrategien zur Förderung und Erhaltung der Gesundheit und zur Verringerung eines Krankheitsrisikos. Die Entscheidungen, die wir tagtäglich und lebenslang treffen, sind heute wichtiger denn je.

Wir alle wissen, dass es für einen gesunden Lebensstil unerlässlich ist, genau darauf zu achten, was wir essen und dabei körperlich aktiv bleiben. Mit zunehmendem Alter wird die Situation jedoch schwieriger. Unsere Ernährungsbedürfnisse ändern sich. Viele Frauen leiden unter körperlichen Beschwerden, die das Schlucken und die richtige Verdauung der Nahrung erschweren können, oder sie leiden unter einem deutlich verminderten Appetit.

Die Ernährung steht im Zusammenhang mit der Immunfunktion, sie beeinflusst die psychische Gesundheit und ist entscheidend für die Erhaltung starker Knochen und gesunder Augen. Für Frauen über 50 hat eine gesunde, auf ihre spezifischen Bedürfnisse zugeschnittene Ernährung oberste Priorität. Bei der Planung einer neuen Ernährungsform ist es entscheidend, sich mit den individuellen Ernährungsbedürfnissen vertraut zu machen.

Um die Lebensumstände im Alter zu optimieren und deinen physiologischen Grundbedürfnissen zu decken, hier eine Liste des National Council on Aging (NCOA):

- ❖ **Ballaststoffe**: Frauen über 50 sollten anstreben, 21 Gramm pro Tag zu sich zu nehmen.

- ❖ **Calcium**: Die Osteoporose-Stiftung empfiehlt Frauen über 50 Jahren die tägliche Einnahme von 1.200 mg Calcium.

- ❖ **Kalium**: Die empfohlene Tagesdosis für Frauen beträgt 2.800 mg.

❖ **Vitamin B12**: Die empfohlene Tagesdosis von Vitamin B12 beträgt 2,4 µg. Dies lässt sich am besten mit Vitamin B12-angereicherten Lebensmitteln oder Nahrungsergänzungsmitteln erreichen. Bestimmte gesundheitliche Probleme oder der Alterungsprozess selbst können es für den Körper schwierig machen, Vitamin B12 aus der Nahrung aufzunehmen.

❖ **Vitamin D**: Menschen über 50 Jahre sollten täglich 800 bis 1.000 internationale Einheiten (IE) Vitamin D erhalten. Dieses Niveau kann durch eine Kombination von Lebensmitteln, Nahrungsergänzungsmitteln und Sonnenlicht erreicht werden.

All diese Werte können eine ausgewogene Ernährung komplizierter erscheinen lassen. Eine erhöhte Nährstoffaufnahme stellt jedoch nicht immer eine große Herausforderung dar. Ich empfehle dir die Einnahme von Multivitamin- oder Einzelvitaminpräparaten, um die empfohlenen Tagesdosen dieser wichtigen Vitalstoffe wirklich einzuhalten. Die Entwicklung und Umsetzung eines Keto-freundlichen Ernährungsplans wird dir helfen, nährstoffreiche Lebensmittel zu wählen und kalorienreiche Lebensmittel ohne Nährwert auszuschließen.

Mit dem Schwerpunkt auf nährstoffreichen Lebensmitteln ist die Keto-Diät die ideale Ernährung für Frauen über 50 Jahre. Mit ein wenig Feinabstimmung und einigen kleinen Anpassungen an die reduzierte Kalorienzufuhr und den erhöhten Nährstoffbedarf kann diese Diät auf die individuellen Bedürfnisse jeder Person zugeschnitten werden.

Mentale Vorbereitung

Das Prinzip der Keto-Ernährung beinhaltet den wissenschaftlichen Ansatz für eine erfolgreiche Gewichtsabnahme. Damit eine bestimmte Diät auch wirklich funktioniert, musst du zuerst deinen Verstand auf den richtigen Weg bringen.

Erfolgreiche Menschen haben einen starken inneren Willen und planen jeden Tag gezielt, bevor sie überhaupt mit der Gewichtsabnahme beginnen können. Zu wissen, warum du abnehmen willst, ist der wichtigste Aspekt eines jeden Abnehmprogramms. Viele Menschen versuchen abzunehmen und erleben gleichzeitig den schlimmsten Geisteszustand, nämlich den Wunsch, mit sich selbst zufrieden zu sein. Aus Selbsthass stürzen sie sich in ihre x-ten Diät- und Trainingspläne und bezeichnen sich selbst als „fett". Der allgemeine Gesundheitszustand und die verlängerte Lebenserwartung sollten ganz oben auf unserer Liste stehen.

Du darfst nicht von Erfolgen besessen sein und dich auf kurzfristige Veränderungen konzentrieren, da du sonst aus den Augen verlierst, dass es bei dieser Diät darum geht, deine Gesundheit zu fördern und eine ganz neue Form der Ernährung zu etablieren. Dein Ziel sollte es sein, einen ganz neuen Lebensstil zu schaffen, den du für den Rest deines Lebens beibehalten kannst. Alle negativen Gedanken und Emotionen sowie der Selbsthass sind destruktiv und sabotieren letztlich unsere gut durchdachten Pläne. Die Bedeutung motivierender Selbstgespräche kann nicht hoch genug eingeschätzt werden. Beschaff dir notfalls ein Selbsthilfebuch mit motivierenden Mantras, die dir helfen, ein neues Selbstbild aufzubauen und neue Perspektiven zu eröffnen.

Es ist wichtig, Einfühlungsvermögen, Selbstmitgefühl und Selbstakzeptanz zu kultivieren. Es ist in Ordnung, wenn du zu diesem Zeitpunkt übergewichtig bist, denn du hast Einsicht gewonnen und die Entscheidung getroffen, deine Essgewohnheiten in den Griff zu bekommen.

Lass also deine negativen Gedanken hinter dir. Die positiven Aspekte der Gewichtsabnahme – wie ein gesundes und langes Leben, mehr Freude an den täglichen Aktivitäten und die Vorbeugung von Diabetes und Herzkrankheiten – werden in den Mittelpunkt gerückt.

Vergiss nicht, dass eine negative und ablehnende Haltung letztlich zum Scheitern verurteilt ist. Wenn du deine Denkweise korrigierst, wirst du große Zuversicht und Motivation finden, diese neue Form der Ernährung in Angriff zu nehmen.

Es ist möglich und du wirst erfolgreich sein. Aber sei gewarnt: Das Leben wird dir immer Hindernisse in den Weg legen. Unsere engsten Freunde und sogar Familienmitglieder werden unbewusst und unbeabsichtigt zu unseren größten Herausforderungen und Stolpersteinen auf dem Weg zu einer gesunden Ernährung gehören. Du solltest dir bewusst sein, dass dies der Fall sein wird, und die richtigen Wege finden, um den damit verbundenen Versuchungen zu widerstehen.

Planungsphase

Die Keto-Diät hat sich als eine wissenschaftlich anerkannte Methode zur Gewichtskontrolle erwiesen. Immer mehr Menschen nehmen diese extrem kohlenhydratarme und fettreiche Diät als Chance wahr. Viele haben daraus einen neuen Lebensstil entwickelt. Sie fühlen sich gesünder, schlanker und geistig fitter als je zuvor. All dies geschieht, wenn du deinen Geist und deine Seele revitalisierst, während sich die Energieproduktion von Kohlenhydraten auf Fett umschaltet.

Für jede Person, die erfolgreich eine Diät einhält, gibt es eine Person, die eine dunkle Erfahrung gemacht hat und nach ein paar Tagen aufgibt. Das liegt vor allem daran, dass sie in der „Planungsphase" ihrer Umsetzung versagt haben.

Die Keto-Diät orientiert sich an Verhältnissen, die der Lebensmittelpyramide ähnlich sind. Die Keto-Pyramide basiert auf dem Makronährstoffbedarf des Körpers unter Bedingungen einer effizienten Fettverbrennung. Die zweitwichtigste Aufgabe, die du erledigen musst, bevor du überhaupt mit dem Einkaufen und Kochen beginnst, ist die Berechnung deines täglichen Kalorienbedarfs und schließlich die Berechnung deiner Makronährstoffe. „Makros" ist die Abkürzung für Makronährstoffe und bezieht sich auf Kohlenhydrate, Proteine und Fette. Es ist wichtig, die richtige Verteilung der Makros zu bestimmen, damit der Körper von allen Nährstoffen die richtige Menge erhält, um die Fettverbrennung zu fördern und so die Grundlage für die gewünschte Gewichtsabnahme zu legen.

Makros sind die Hauptbestandteile der Nahrung. Jeder Makronährstoff liefert eine bestimmte Menge an Kalorien (oder Energie) pro Gramm:

- **Fett** liefert ca. 9 Kalorien pro Gramm.
- **Protein** liefert ca. 4 Kalorien pro Gramm.
- **Kohlenhydrate** liefern ca. 4 Kalorien pro Gramm.

Der tägliche Kalorienbedarf sollte entsprechend dem Körper, dem Aktivitätslevel und den gewünschten Zielen angepasst werden. Der tägliche Kalorienbedarf hängt von einer Reihe von Faktoren ab:

Aktuelle fettfreie Körpermasse (Gesamtgewicht minus Körperfett)

Niveau der täglichen Aktivitäten (machst du einen Bürojob oder bist du auf der Arbeit viel auf den Beinen, arbeitest du als Kellnerin, bist du Hausfrau?)

Hast du einen **Trainingsplan**? Wenn ja:

- o Die Arten des Trainings (Krafttraining, Ausdauertraining, Beweglichkeitstraining oder eine Mischung)
- o Stunden pro Woche für jede Trainingsart

Was sind deine **Ziele**?

- o Gewichtsabnahme
- o Gewicht halten
- o Muskelaufbau

Alle Diäten verwenden die gleiche mathematische Formel, um dir beim Abnehmen zu helfen:

Die Kalorien, die du aufnimmst, müssen unter den von dir verbrannten Kalorien liegen.

Wenn du deinen Gesamtumsatz um 250 bis 500 unterschreitest, d. h. du verbrauchst weniger Kalorien, als dein Körper pro Tag verbrennt, dann solltest du etwa ½ bis 1 Kilogramm pro Woche abnehmen. Die Kunst besteht darin, die von unserem Körper verbrannten Kalorien zu bestimmen, die von Person zu Person unterschiedlich sind. Der allgemeine Kalorienbedarf von Frauen im Alter von 50 Jahren liegt bei 1700 bis 2200 Kalorien, wiederum abhängig von ihrer Größe und anderen Faktoren.

Sobald du deinen täglichen Kalorienbedarf zur Erhaltung deines Gewichts kennst, solltest du herausfinden, wie viele Kalorien du täglich zu dir nehmen musst, um abzunehmen. Sprich mit deinem Arzt und gemeinsam kannst du bestimmen, wie viele Kalorien du pro Tag benötigst, um deine körperliche Leistungsfähigkeit und Gesundheit zu bewahren. Wenn du zum Beispiel 1800 Kalorien benötigst, um dein Gewicht zu halten, kannst du etwa ½ Kilogramm pro Woche abnehmen, indem du deine tägliche Aufnahme auf 1500 Kalorien reduzierst. Unter keinen Umständen solltest du weniger als 1000 Kalorien pro Tag zu dir nehmen, es sei denn, du stehst unter strenger Aufsicht deines Arztes. Wer weniger als 1000 Kalorien pro Tag zu sich nimmt, kann nicht mit den für eine gesunde Ernährung notwendigen Nährstoffen versorgt werden.

Ein Beispiel für 1500 Kalorien pro Tag basierend auf der Keto-Pyramide:

> **Fett: 65 - 75 %**
> **Protein: 20 - 25 %**
> **Kohlenhydrate: 5 - 10 %**

65 bis 75 % der Kalorien sollten aus Fett, 20 bis 25 % aus Protein und die restlichen 5 bis 10 % aus Kohlenhydraten stammen.

Grundumsatz: Die Energie, die der Körper ohne körperliche Anstrengung, d. h. in völliger Ruhe, pro Tag benötigt.

Leistungsumsatz: Die Energie, die der Körper zusätzlich zum Grundumsatz für körperliche Betätigung und Aktivitäten benötigt.

Gesamtumsatz: Grundumsatz + Leistungsumsatz

Kalorienbedarf zum Abnehmen: Die tägliche Kalorienzufuhr sollte höher als der Grundumsatz, aber niedriger als der Gesamtumsatz sein. Auf diese Weise erreichst du ein gesundes Kaloriendefizit und kannst erfolgreich Gewicht verlieren.

Je nach deinen individuellen Bedürfnissen kann dies leicht variieren, aber es ist ein geeigneter Ausgangspunkt. Jetzt brauchst du nur noch herauszufinden, wie sich die Anteile in deiner Ernährung verteilen.

Im Internet gibt es mehrere Keto-Rechner, wie z. B. die folgenden:

- ketofix.de/keto-rechner/
- www.living-keto.de/ketorechner-kalorien-tagesbedarf/
- ketoseportal.de/ketose-rechner/

Du kannst auch bestimmte Webseiten oder Apps nutzen, um deine Kalorien und den Prozentsatz an Makronährstoffen einzustellen. Ich benutze am liebsten die MyFitnessPal-App, in der ich jede Mahlzeit auf meinem Smartphone protokolliere. Darüber hinaus bieten Social-Media-Plattformen wie Facebook Unterstützungsgruppen für die Keto-Diät. Diese helfen dir bei Fragen und Unklarheiten.

Die Keto-Diät bedeutet nicht, dass dem Körper etwas entzogen oder verwehrt wird. Vielmehr versorgt man ihn mit nährstoffreicher Nahrung, damit er effizienter funktionieren kann. Durch die einfache Eliminierung von Zucker, den Verzicht auf Kohlenhydrate und den Verzehr Keto-freundlicher Nahrungsmittel werden weniger Kalorien als üblich aufgenommen, was zu einer relativ schnellen und zuverlässigen Gewichtsabnahme führt. Das ist zwar eine großartige Sache, aber mit der Diät steigt auch die Wahrscheinlichkeit, ein Gewichtsverlust-Plateau zu erreichen – ohne zu wissen, was man als Nächstes tun soll.

Food Tracking

Wenn du mit dem Tracking beginnst, wirst du schnell herausfinden, wie viele Kohlenhydrate du tatsächlich aufgenommen hast. Das könnte eine ziemliche Überraschung sein. Es stehen viele Tracking-Apps online zur Verfügung, die dies sehr einfach machen. Die beliebtesten Apps sind in der Regel diejenigen mit den besten Lebensmitteldatenbanken. Achte bei der Wahl einer Tracking-App darauf, eine zu wählen, die deine Makros aufzeichnet und es dir ermöglicht, deine täglichen Makro-Ziele festzulegen. Idealerweise solltest du auch deine Natrium-, Kalium- und Magnesiumaufnahme nachverfolgen können, um sicherzustellen, dass sich deine Elektrolyte im Gleichgewicht befinden. Entscheide dich für die App, die deinen Bedürfnissen und Erwartungen am besten entspricht.

Die richtige Zusammensetzung deiner Makros ist der wichtigste Punkt, um den Weg einer ketogenen Ernährung einzuschlagen. Du denkst vielleicht, dass du das Zeug dazu hast, den Übergang zu einer ketogenen Ernährung zu schaffen, ohne deine Makronährstoffe zu verfolgen. Aber in diesem Punkt liegst du wahrscheinlich falsch. Unabhängig davon, wie deine bisherige Ernährung ausgesehen hat, wird die Keto-Kur eine große Veränderung mit sich bringen.

Wenn du an die typische westliche Ernährung gewöhnt bist, führt die ketogene Ernährung zu einer massiven Reduktion der Kohlenhydrate, einer Erhöhung oder Verminderung des Proteinanteils und einer Erhöhung des Fettanteils. Die ketogene Ernährung steht höchstwahrscheinlich im Widerspruch zu deiner bisherigen Ernährung. Das Tracking deiner Makros gibt dir also Feedback und ermöglicht es dir, Fehler aufzuspüren und zu korrigieren, bis du den Dreh raushast. Die Keto-Kur bedeutet eine große Veränderung. Nimm sie von ganzem Herzen an, und du wirst zwangsläufig mit Erfolg belohnt werden!

Beginn der Reise

Unsere Welt ist voll von gesunden, nahrhaften Lebensmitteln, die wir in vollen Zügen genießen können. In unserer modernen Gesellschaft hat sich jedoch eine Ernährung durchgesetzt, die neben Zucker und Konservierungsstoffen auch Lebensmittel enthält, die unseren Körper langfristig mit Giftstoffen belasten. Wir haben die Esskultur und die Essgewohnheiten ohne eigenes Verschulden verinnerlicht. Um deinen Diätplan aufzustellen, solltest du damit beginnen, dein Zuhause von allen ungeeigneten Lebensmitteln zu befreien.

Das bedeutet, dass du deinen Kühlschrank, deine Schränke und alle Verstecke durchsuchen und dein Zuhause frei von unerwünschten Lebensmitteln halten musst! Es ist wichtig, alle Produkte mit einem hohen Kohlenhydratgehalt zu entfernen und zu entsorgen. Alle Süßigkeiten und kohlenhydratreichen Lebensmittel sind unzulässig und müssen entsorgt werden! Wir müssen endlich erkennen, dass diese Lebensmittel nicht gut für uns sind. Die Erfüllung, die du beim Essen empfunden hast, war ein trügerisches Wohlgefühl, das nur bis zum Konsum anhielt. Diese Lebensmittel haben dir vielleicht kurz Erleichterung verschafft, aber letzten Endes hinterließen sie bei dir Übergewicht, Unwohlsein und gesundheitliche Probleme! Wenn wir weiterhin diese kalorienreichen Lebensmittel konsumieren, werden wir unseren Körper schädigen und unsere Lebenserwartung verkürzen. Es ist wichtig, einen alternativen Weg zu finden!

Beseitigung von schädlichen Lebensmitteln

Ich weiß, dass dies für viele eine schwierige Aufgabe sein kann. Das Herumliegen von verlockenden, ungesunden Nahrungsmitteln führt unweigerlich zum Scheitern. Es ist ratsam, alle Produkte zu entsorgen, die spontanes Verlangen oder unerwünschte Heißhungerattacken auslösen können.

Viele von uns leben nicht allein zu Hause, deshalb ist es ratsam, sich zusammenzusetzen und deinen Ernährungsplan mit deinen Lieben zu besprechen. Nicht nur, weil du ihre Unterstützung bei der Transformation deines Körpers und deiner Seele brauchst. Vielmehr kannst du etwas, das für eine andere Person im Haushalt besonders wichtig sein könnte, nicht einfach wegwerfen. Du könntest dich damit einverstanden erklären, Lebensmittel, die nicht Keto-freundlich sind, in einem separaten Bereich aufzubewahren – dort, wo sie außer Sichtweite sind.

Du wirst die Zustimmung und Unterstützung deiner Familie brauchen, also sei rücksichtsvoll und respektiere ihre Bedürfnisse und Wünsche, wenn du mit deiner neuen Ernährung beginnst. Dann werden sie dich ermutigen und auf deinem Weg begleiten. Sei liebevoll im Dialog mit ihnen, und vielleicht gelingt es dir sogar, sie als Teil einer neu gegründeten Selbsthilfegruppe zu inspirieren! Schließlich funktioniert es am besten, wenn die ganze Familie die gleichen Essgewohnheiten hat. Beginne deine Reinigung mit der Beseitigung folgender Lebensmittel:

Verzichte auf Lebensmittel mit hohem Kohlenhydratgehalt, schädlichen Zusatzstoffen und Konservierungsmitteln. So wie du diese Produkte nicht mehr in deiner Speisekammer brauchst, brauchst du sie auch nicht mehr in deinem Körper!

Zuckerhaltige Lebensmittel

Alle verarbeiteten und abgepackten Lebensmittel wie Zucker, Soda, Fruchtsäfte, Süßspeisen, Backwaren, Schokoladenriegel, Milch usw.

Hülsenfrüchte

Bohnen, Erbsen und Linsen sollten aus dem Verkehr gezogen werden. Sie enthalten einen hohen Anteil an Kohlenhydraten. Allein eine Portion Bohnen enthält mehr als die dreifache Menge an Kohlenhydraten, die du pro Tag verzehren möchtest.

Früchte

Die meisten Früchte enthalten auch einen relativ hohen Anteil an Kohlenhydraten, insbesondere die Einfachzucker, Glucose und Fructose. Anstatt die gesamte Kohlenhydrat-Bilanz auf ein oder zwei Stück Obst zu konzentrieren, ist es sinnvoller, viel kohlehydratarmes Gemüse zu essen. Auf diese Weise werden wesentlich mehr Vitalstoffe zugeführt. Beeren wie Blaubeeren, Brombeeren und gelegentlich Erdbeeren bilden die Ausnahme, wenn es darum geht, die Ernährungsbedürfnisse von Frauen über 50 zu erfüllen.

Stärken und Getreide

Brot, Kräcker, Croissants, Brötchen, Bagels, Frühstücksflocken, Pasta, Reis und Kartoffeln sind passé. Das gilt auch für Mehl, Quinoa, Hafer und Mais. Als Alternativen können Mandelmehl, Kokosmehl oder andere Keto-Alternativen verwendet werden.

Transfette

Transfette, wie sie in Margarine oder in gehärteten oder teilweise gehärteten Fetten vorkommen, müssen ausgeschlossen werden. Sie werden häufig verarbeiteten Lebensmitteln zugesetzt. Der Körper kann sie nicht richtig zuordnen und aus den Zellen entfernen. Obwohl Trans-Fettsäuren fast ausschließlich in künstlichen Fetten vorkommen, sind sie in geringen Mengen auch in einigen Fleisch- und Milchprodukten von grasgefütterten Tieren zu finden.

Sie verursachen Entzündungen, erhöhen das Risiko für Herzkrankheiten, Krebs und Typ-2-Diabetes. Es ist daher unerlässlich, diese Fettsäuren zu vermeiden. Anstelle von Fertigprodukten wird die Verwendung frischer, unverarbeiteter Lebensmittel empfohlen.

Verarbeitete, (mehrfach) ungesättigte Fettsäuren

Mehrfach ungesättigte Fettsäuren (PUFA, von engl. Polyunsaturated fatty acids) oxidieren beim Erhitzen leicht, so dass sie nicht zum Kochen geeignet sind. Während der Verarbeitung oxidieren diese Fettsäuren und fördern die Bildung von freien Radikalen und Entzündungsprozessen im Körper. Dies gilt nicht für Öle, die durch Kaltpressung oder rein mechanische Verfahren hergestellt werden. Achte unbedingt auf die Kennzeichnungen! Es ist daher ratsam, schonend verarbeitete Öle zu verwenden, die nicht so schnell oxidieren.

Alle Pflanzenöle und die meisten Kern- und Samenöle, einschließlich Sonnenblumen-, Distel-, Raps-, Soja-, Traubenkern- und Maisöl sollten vermieden werden. Besser sind z. B. Hanf-, Walnuss- und Leinöl, sofern sie minimal verarbeitet und kaltgepresst wurden. Auch diese sollten nicht erhitzt werden. Ausnahme sind Olivenöl, natives Olivenöl extra, Avocado- und Kokosöl. Diese Keto-freundlichen Öle solltest du vorrätig haben.

Der Verzicht auf diese ungesunden Nahrungsmittel hat auch eine psychologische Wirkung. Während dieses Prozesses findet sowohl eine emotionale als auch eine körperliche Reinigung statt. Sie bildet auch die Grundlage für eine neue Art des Denkens über Ernährung und Gesundheit im Allgemeinen. Die Reinigung wirkt sich sowohl auf den Geist als auch auf den Körper positiv aus. Denke positiv und lobe dich selbst, wenn du deine Aufgabe erfüllt hast. Sei stolz auf dich, denn du hast den ersten Schritt getan, dich gesünder und leistungsfähiger zu machen!

Die Wahrheit über Fett

Fett ist das Kernelement unserer ketogenen Ernährung. In diesem Diätplan werden bis zu 75 % unseres Kalorienbedarfs durch Fette gedeckt. Es ist also eindeutig der Nährstoff, auf den wir uns konzentrieren. Auch wenn die Diät es erfordert, sollten wir eine ausgewogenere Wahl treffen, denn nicht jedes Fett ist gesund. Unser Hauptziel ist es, eine ausreichende Menge gesunder Fette zu konsumieren und gleichzeitig jene Fettquellen zu vermeiden, die nicht die optimale Wahl sind. Manche Menschen denken, dass sie nur eine große Menge Fett zu sich nehmen und Kohlenhydrate vermeiden müssen. Allerdings können ungesunde Fette sehr schnell in übermäßigen Mengen verzehrt werden, wenn man dabei nicht auf die Qualität achtet.

Es mangelt an zuverlässigen Informationsquellen zum Thema gesunde Fette. Vor Jahren wurde uns unermüdlich geraten, alle Fette zu begrenzen, weil sie zu viele Gesundheitsprobleme verursachen würden. Es ist bekannt, dass ungesättigte Fettsäuren im Vergleich zu gesättigten Fettsäuren immer noch die empfohlene Nahrungsergänzung sind, auch wenn beide Keto-freundlich sind. Diese wertvollen ungesättigten Fettsäuren haben nachweislich entzündungshemmende und positive Auswirkungen auf die Herzgesundheit.

Du darfst Nahrungsmittel mit einem höheren Fett- und Proteingehalt genießen (z. B. Speck und Wurst). Es ist jedoch einfacher, den Überblick über die Fettmenge zu behalten, indem den Mahlzeiten einfach

Fett zugesetzt wird. Speck und Wurst sind reich an Kalorien, Proteinen und gesättigten Fetten. Sobald du dein Zielgewicht erreicht hast, kannst du problemlos deine ketogene Diät fortführen und die zugesetzten Fette einfach weglassen. Um den Jo-Jo-Effekt zu vermeiden, könnte es auch eine gute Idee sein, auf fettreiche Lebensmittel wie Speck und Wurst zu verzichten.

Während reine Fettquellen wie Olivenöl und Kokosöl 0 g Kohlenhydrate enthalten, finden sich in anderen Quellen wie Nussbutter oder Avocado (obwohl sie hauptsächlich Fett enthalten) auch Kohlenhydrate.

Dein individueller Kalorienbedarf und deine persönlichen Ziele bestimmen, wie viel du während der ketogenen Ernährung essen solltest. Wie bei jeder anderen Diät kann jedoch auch bei einer ketogenen Diät ein zu hoher Fettkonsum zu einer Gewichtszunahme führen. Es ist daher wichtig, deine Fettaufnahme über den Tag verteilt ausgewogen zu halten.

Empfohlene Fette

Essentielle Fettsäuren

Die mehrfach ungesättigten Omega-3- und Omega-6-Fettsäuren gehören zu den essentiellen Fettsäuren. Der Körper kann sie nicht selbst bilden, aber sie sind für eine Vielzahl von Körperfunktionen wichtig und müssen über die Nahrung oder Nahrungsergänzungsmittel aufgenommen werden. Es wird angenommen, dass ein einseitiges Verhältnis von Omega-6- zu Omega-3-Fettsäuren aus der Nahrung entzündliche Prozesse im Körper fördern kann. Beispiele sind Stoffwechselstörungen, Autoimmunerkrankungen, Reizdarmsyndrom, chronisch-entzündliche Darmerkrankungen, psychische Erkrankungen, Arthritis und Krebs.

Ein ausgewogenes Verhältnis dieser beiden Fettsäuren ist wünschenswert. Häufig ist jedoch der Anteil der Omega-6-Fettsäuren über die Nahrung wesentlich höher. Die Weltgesundheitsorganisation (WHO) empfiehlt, das Verhältnis von Omega-6- und Omega-3-Fettsäuren auf maximal 4:1, besser noch 1:1, einzustellen.

Chiasamen und Leinsamen

Diese Basiszutaten der ketogenen Ernährung sind reich an Omega-3-Fettsäuren. Um die Gesundheit zu fördern und das Verhältnis von Omega-6- zu 3-Fettsäuren zu optimieren, wird in einigen Studien eine höhere Zufuhr dieser Fettsäuren im Rahmen einer ketogenen Ernährung befürwortet. 30 g Chiasamen enthalten 138 Kalorien, 5 g Protein, 9 g Fett, 12 g Gesamtkohlenhydrate und volle 10 g Ballaststoffe (d. h. nur 2 g Netto-Kohlenhydrate).

Ein EL Leinsamen enthält 37 Kalorien, 1 g Protein, 3 g Fett, 2 g Gesamtkohlenhydrate und 2 g Ballaststoffe (d. h. praktisch keine Kohlenhydrate). Es ist wichtig, gemahlenen Leinsamen zu kaufen oder selbst zu mahlen, damit der Körper seine Omega-3-Fettsäuren aufnehmen kann. Die Omega-3-Fettsäuren EPA und DHA aus pflanzlichen Quellen sind für den Körper schwer zu verwerten. Für die Versorgung mit diesen Fettsäuren sind daher tierische Quellen wie Fisch anzuraten.

Einfach ungesättigte Fettsäuren

Einfach ungesättigte Fettsäuren (MUFA) sind bei Raumtemperatur flüssig und im gekühlten Zustand fest. Sie sind relativ stabil und können in der Regel bei mittleren Temperaturen erhitzt werden. Es ist jedoch wichtig, sie nie bis zu dem Punkt zu erhitzen, an dem sie anfangen zu rauchen, weil dann Giftstoffe entstehen.

Beim Kauf eines Produktes ist auf die Bezeichnung „kaltgepresst" oder „aus erster Pressung" zu achten. Dies gibt die Gewissheit, dass bei der Auswahl der Rohstoffe und bei der Herstellung mit größter Sorgfalt vorgegangen wurde. Aufgrund der minimalen Verarbeitung ist die Wahrscheinlichkeit, dass das Öl oxidiert ist, entsprechend gering. Die MUFA haben verschiedene gesundheitsfördernde Eigenschaften. Lege besonderen Wert auf Qualität beim Kauf von Fleisch.

Fleisch von grasgefütterten Weidetieren weist ein ausgewogeneres Verhältnis von Omega-6-Fettsäuren zu Omega-3-Fettsäuren auf als konventionell erzeugtes Fleisch. Hier empfiehlt es sich, Bio-Weidefleisch oder mageres Fleisch zu wählen und mit gesundem Öl zuzubereiten.

Nachfolgend eine Auswahl von Nahrungsmitteln, die wertvolle MUFAs enthalten und die du als Teil deiner ketogenen Ernährung verwenden solltest:

Avocado

Eine wertvolle Quelle an einfach ungesättigten Fettsäuren. Sie sind außerdem reich an Ballaststoffen und unterstützen so die Gesundheit des Magen-Darm-Traktes. Eine halbe Avocado enthält 161 Kalorien, 2 g Protein, 15 g Fett, 2 g Kohlenhydrate und 7 g Ballaststoffe.

Avocadoöl

Avocadoöl ist reich an entzündungshemmenden MUFAs und kann zum Kochen bei hohen Temperaturen verwendet werden. Der durchschnittliche Rauchpunkt für Avocadoöl liegt bei 260° C. 1 EL Avocadoöl enthält 124 Kalorien, 14 g Fett und 0 g Kohlenhydrate.

Olivenöl

Olivenöl eignet sich ideal für Dressings oder zum Beträufeln von gegartem Fleisch oder Gemüse. Es kann auch zum leichten Anbraten verwendet werden. Je nach Herkunft, Lagerung und Qualität hat Olivenöl einen relativ niedrigen Rauchpunkt von 130° bis 180° C. Solange der Rauchpunkt nicht erreicht wird, ist auch das Braten mit kaltgepressten Erzeugnissen möglich. Grundsätzlich werden alle Olivenöle mit dem Zusatz „Extra Virgin" oder „Extra Vergine" kalt-extrahiert. Ein EL Olivenöl liefert 119 Kalorien und 13,5 g Fett, davon sind nur 2 g gesättigte Fettsäuren.

Nüsse und Nussbutter

Nüsse enthalten neben ungesättigten Fettsäuren auch Kohlenhydrate. Schaue dir also die Nährwertangaben an und berechne die genaue Menge an Kohlenhydraten. Zum Beispiel enthält 1 EL Mandelbutter 98 Kalorien, 3 g Protein, 9 g Fett, 3 g Gesamtkohlenhydrate, davon etwa 1,5 g Ballaststoffe (d. h. 1,5 Kohlenhydrate). 1 Portion Mandeln (30 g) enthält 164 Kalorien, 6 g Protein, 14 g Fett, 6 g Kohlenhydrate und 3,5 g Ballaststoffe.

Geeignete Lebensmittel sind u. a. Haselnüsse, Macadamianüsse und Mandelöl.

Gesättigte Fettsäuren

Wissenschaftliche Studien bestätigen immer wieder, dass gesättigte Fettsäuren gesundheitlich unbedenklich sind, keinen Einfluss auf den Cholesterinspiegel haben und sogar zur Senkung der Blutfette beitragen. Diabetes und Adipositas stehen in engem Zusammenhang mit dem Verzehr von Kohlenhydraten und nicht etwa gesättigten Fettsäuren. Sie erhöhen weder den Cholesterinspiegel noch das Risiko von Herzerkrankungen. Unser Körper benötigt gesättigte Fettsäuren auch für bestimmte Prozesse. Tatsächlich können gesättigte Fettsäuren den HDL- und LDL-Cholesterinspiegel verbessern (Erhöhung des guten HDL-Cholesterins im Blut, um die Bildung von LDL in den Arterien zu verhindern), wichtige Hormone fördern, das Immunsystem stärken und zur Erhaltung der Knochendichte beitragen.

Aufgrund ihrer Hitzebeständigkeit eignen sie sich hervorragend zum scharfen Anbraten. Grundsätzlich sind Öle und Fette mit einem hohen Anteil gesättigter und einfach ungesättigter Fettsäuren und einem sehr hohen Rauchpunkt von über 200° C zu empfehlen.

Obwohl viele Rezepte auf Käse, Sahne, Butter und Kokosöl basieren, handelt es sich dabei um Fettquellen, die nicht uneingeschränkt verwendet werden sollten.

Kokosöl

Kokosöl und Kokosfett liegen voll im Trend und gelten als Allheilmittel für viele Gesundheitsprobleme. Der allgemeine Konsens ist, dass es nach Belieben verwendet werden kann. Aufgrund des sehr hohen Gehalts an gesättigten Fettsäuren ist es jedoch noch nicht unumstritten, ob es sich tatsächlich um ein sicheres Fett handelt. Einige Hersteller argumentieren, dass sich Kokosöl von anderen Ölen unterscheidet. Ein Teil des Fetts besteht aus mittelkettigen Triglyceriden (englisch medium-chain triglycerides, MCTs), also Fettsäuren, die der Körper schneller verstoffwechselt und weniger wahrscheinlich als Fett speichert. MCTs können die Bildung von Ketonkörpern von Ketonkörpern im Körper fördern.

1 EL Kokosöl enthält 121 Kalorien, 13 g Fett (11 g gesättigte Fettsäuren) mit 0 g Kohlenhydraten. Kokosöl ist natürlich ein wichtiger Bestandteil der Keto-Diät, aber vergiss nicht, auf eine ausgewogene Ernährung zu achten und die wertvolleren ungesättigten Fettsäuren einzubeziehen.

Sahne

Schlagsahne ist eine Quelle für die gesättigten Fettsäuren. Die Zugabe von Schlagsahne (z. B. zum Kaffee) ist eine Möglichkeit, zusätzliches Fett in den Tag zu integrieren. Ein wichtiger Schritt zur Entwicklung und Vermarktung des Bulletproof Coffee.

1 EL enthält 51 Kalorien, 5 g Fett (3,5 g gesättigte Fettsäuren) und liegt knapp unter ½ g Kohlenhydrate.

Butter

Im Vergleich zu anderen Fetten hat sich gezeigt, dass der Verzehr einer großen Menge an Butter einige der schlimmsten gesundheitlichen Auswirkungen haben kann. Es ist in Ordnung, Butter als Fettquelle zu verwenden, aber nicht im Übermaß. Entscheide dich, wenn möglich, für eine größere Menge an ungesättigten Quellen.

1 EL Butter hat 102 Kalorien, 12 g Fett (davon 7 g gesättigte Fette) und 0 Kohlenhydrate.

Käse

Eine Scheibe Käse enthält 115 Kalorien, 7 g Protein, 9 g Fett (5 g gesättigte Fettsäuren), ca. 0,5 g Kohlenhydrate und keine Ballaststoffe. Die gesättigten Fettsäuren klassifizieren es als ein Lebensmittel, das nicht in einem unangemessenen Verhältnis verzehrt werden sollte. Einige Studien deuten jedoch darauf hin, dass dieses Lebensmittel durchaus gesundheitsfördernde Eigenschaften hat. Laut einer im Dezember 2017 veröffentlichten Studie wurde der Konsum von Käse mit einem um 10 % geringeren Risiko für Herzerkrankungen und Schlaganfälle in Verbindung gebracht, insbesondere bei Menschen, die täglich etwa 40 g (eineinhalb Scheiben) gegessen haben.

Weitere Beispiele: Speck (Speckfett), Rind, Lamm, Huhn

Einkaufen

Im nächsten Schritt solltest du deine Speisekammer und deinen Kühl- und Gefrierschrank mit neuen Lebensmitteln auffüllen. Es ist an der Zeit, mit der Suche nach leckeren, Keto-freundlichen Lebensmitteln zu beginnen, die dir helfen, Gewicht zu verlieren, gesünder zu werden und dich rundum wohl zu fühlen.

Sobald du mit den Grundprinzipien vertraut bist, wirst du jederzeit in der Lage sein, gesunde, Keto-freundliche Mahlzeiten und Snacks zuzubereiten.

Keto-Lebensmittel

Diese Lebensmittel sind die Grundlage für die Umsetzung der Ernährungsumstellung.

- ✓ Wasser, Kaffee und Tee
- ✓ alle Gewürze und Kräuter (siehe Informationen über zugesetzten Zucker auf der Verpackung)
- ✓ Süßstoffe, einschließlich Stevia und Erythrit und Mönchsfrucht
- ✓ Zitronen- und Limettensaft
- ✓ Kohlenhydratarme Würzmittel wie Mayonnaise, Senf und Pesto

✓ Brühen (Huhn, Rind, Knochen)
✓ eingelegte und fermentierte Lebensmittel wie Gurken, Kimchi und Sauerkraut
✓ Nüsse, Kerne und Samen, einschließlich Macadamianüsse, Pekannüsse, Mandeln, Walnüsse, Haselnüsse, Pinienkerne, Leinsamen, Chiasamen und Kürbiskerne.

Nachdem du die Grundzutaten gekauft hast, ist es an der Zeit, dich auf die Zutaten zu konzentrieren, aus denen die meisten deiner Gerichte bestehen.

Proteine (Fleisch, Fisch / Meeresfrüchte, Eier)

Im Rahmen der ketogenen Ernährung ist jede Fleischsorte erlaubt: Geflügel, Rindfleisch, Lamm, Schweinefleisch, Pute, usw. Wenn möglich und mit dem Budget vereinbar, ist es ratsam, Bio-Fleisch von grasgefütterten Tieren zu genießen. Achte darauf, dass das Produkt so frisch wie möglich ist. Einer der Vorteile der ketogenen Ernährung ist, dass es völlig in Ordnung ist, Hühnerfett einschließlich der Haut zu essen. Fisch und Meeresfrüchte nehmen auch einen prominenten Platz in der Keto-Kur ein! Ein wesentlicher Bestandteil sind natürlich auch Eier.

Proteinpulver

Proteinpulver sind besonders geeignet, wenn der Körper täglich mehr Protein benötigt, als er über die Nahrung aufnehmen kann. Dies ist zum Beispiel der Fall, wenn man viel unterwegs ist oder viel reist und sich nicht immer ausgewogen ernähren kann. Nicht alle Proteinquellen lassen sich jedoch durch Proteinpulver ersetzen. Achte besonders auf die Qualität des Proteinpulvers. Wer sich für ein Pulver entscheidet, hat die Wahl zwischen einem reinen Proteinpulver oder einem Kombinationsprodukt, das neben Protein auch andere Vitamine, Mineralien und Nährstoffe enthält.

Kollagenprotein

Kollagenpeptide, oder kurz Kollagen, sind Proteine, die im Bindegewebe unseres Körpers enthalten sind. Kollagen ist ein faserförmiges Strukturprotein, aus dem die Gewebe in unserem Körper bestehen – Muskeln, Knochen, Bänder, Sehnen. Mit zunehmendem Alter produziert unser Körper immer weniger

Kollagen. Neben einer schönen (faltenfreien) Haut sorgt es auch für schöne Haare, Zähne und Nägel. Es hydratisiert die Haut, beugt Falten vor und hält die Haut jung, glatt und gesund. Da es aus praktisch reinem, Keto-freundlichem Protein besteht und ein langanhaltendes Sättigungsgefühl vermittelt, unterstützt es die Gewichtsabnahme. Die kurzkettigen Peptide haben eine hohe Bioverfügbarkeit und sind leicht verdaulich. Sie können den Schlaf verbessern, bei der Wundheilung helfen und die Gelenkfunktion unterstützen. Sie sind für starke Knochen und Gelenke verantwortlich, weil sie Prolin, Hydroxyprolin, Glycin und Lysin enthalten – wichtige Bestandteile von Knorpel, Sehnen und Bändern, die für die Regeneration nach dem Sport unerlässlich sind.

Gemüse

Verzichte auf alle Kartoffelsorten, Süßkartoffeln, Mais und Hülsenfrüchte wie Bohnen, Linsen und Erbsen. Nicht-stärkehaltiges Gemüse wie Brokkoli, Spinat, Spargel, Pilze, Gurken, Salat, Zwiebeln, Paprika, Rosenkohl, Zucchini, Aubergine, Oliven, Sommerkürbis und Blumenkohl können verzehrt werden. Auch Tomaten können in begrenzten Mengen verzehrt werden – sie enthalten mehr Kohlenhydrate als andere Gemüse.

Obst

Aufgrund ihres hohen Zuckergehalts sind die meisten Obstsorten als Teil der ketogenen Ernährung tabu. Eine einzige Banane zum Beispiel enthält etwa 25 g Kohlenhydrate! Du kannst und solltest jedoch täglich kleine Portionen von Beeren wie Erdbeeren, Himbeeren, Brombeeren und Heidelbeeren essen. Zitronen- und Limettensaft sind ideal, um deinem Essen Geschmack zu verleihen. Auch Avocados sind kohlenhydratarm und enthalten viel gesundes Fett.

Milchprodukte

Verwende nach Möglichkeit vorzugsweise Bio-Vollmilchprodukte wie Butter / Butterschmalz, Sauerrahm, Schlagsahne, Käse, Frischkäse und ungesüßten Joghurt. Vermeide Milch und Magermilch sowie gesüßte Joghurts, da sie reich an Zucker sind. Ungezuckerte Mandel- und Kokosmilch wird als Milchersatz empfohlen.

Fette und Öle

Avocadoöl, Olivenöl, geklärte Butter (Ghee) und Schmalz eignen sich hervorragend zum Kochen und zum allgemeinen Verzehr. Avocadoöl hat einen hohen Rauchpunkt (es beginnt nicht zu rauchen und zu verbrennen bis zu einer Temperatur von 300° C), was es ideal zum Braten von Fleisch und zum Frittieren im Wok macht.

Brühen

Auch Rinder- und Hühnerbrühe können in die Liste aufgenommen werden. Achte darauf, dass die Brühwürfel mindestens 1 g Natrium enthalten. Wenn wir keine Kohlenhydrate zu uns nehmen, verbrauchen wir schnell unseren Vorrat an Glykogen (in den Zellen gespeicherte Kohlenhydrate). Für jedes Gramm Glykogen, das wir verlieren, verlieren wir 3 Gramm Wasser. Die Verwendung von Brühe verhindert eine Dehydrierung und erhöht das allgemeine Wohlbefinden während der Diät. Wasser allein reicht bei einer ketogenen Ernährung nicht aus: Wir brauchen auch genügend Natrium.

Fermenterte Lebensmittel

Ob Gemüse, Joghurt, Milch, Tee oder Wasser, fast alles kann fermentiert werden. Fermentierte Lebensmittel haben eine besonders positive

Wirkung auf unsere Gesundheit. Sie liefern Nahrung für unsere guten Darmbakterien, die für eine gesunde und ausgewogene Darmflora so wichtig sind. Eine ketogene Ernährung mit fermentierten Lebensmitteln hält den Darm gesund und wirkt sich in vielerlei Hinsicht vorteilhaft auf unsere Gesundheit aus. So beeinflussen sie unsere Stimmung positiv, stabilisieren den Blutzuckerspiegel und senken das Risiko von Fettleibigkeit. Darüber hinaus können fermentierte Lebensmittel vor Arteriosklerose und Infektionen schützen, das Wachstum von Candida albicans und anderen Pilzen hemmen, einen regelmäßigen Stuhlgang ermöglichen und dem Körper bei der Entgiftung von Schwermetallen und anderen Giftstoffen helfen.

Bei der Verwendung fermentierter Produkte sollte auf den Zuckergehalt geachtet werden. Der Großteil des verwendeten Zuckers wird während des Fermentationsprozesses beispielsweise in Milchsäure umgewandelt, aber ein kleiner Teil kann im Endprodukt zurückbleiben. Im Zusammenhang mit einer ketogenen Ernährung ist es daher wichtig, beim Kauf fermentierter Produkte auf die Nährwertangaben auf dem Etikett zu achten.

Alkoholische Getränke

Alkoholische Getränke können in den Ernährungsplan einbezogen werden, vorausgesetzt, dass du dich entsprechend an die Regeln hältst. Ein Drink hin und wieder ist völlig akzeptabel, solange man sich darüber im Klaren ist, dass Kohlenhydrate und Zucker in den täglichen Tagesbedarf an Kalorien eingerechnet werden müssen.

Nachstehend eine kurze Liste von Getränken, die bei einer ketogenen Diät am ehesten in Betracht gezogen werden könnten. Bitte nicht zu weit von dieser Liste abweichen, damit die Gewichtsabnahme nicht zum Stillstand kommt!

Bier

Die meisten Biere enthalten einen hohen Anteil an Kohlenhydraten, weshalb sie zu vermeiden sind. In der Regel sind die leichteren Biere über das Internet mit Nährwertinformationen versehen. Informiere dich also unbedingt im Voraus. Wer nicht auf ein Bier verzichten kann, sollte ein „leichtes" Bier wählen.

Wein

Ungesüßter, naturbelassener Champagner, trockener Rotwein und Weißwein. Diese zählen zu den Weinen mit dem niedrigsten Kohlenhydratgehalt und sind daher für den Konsum geeignet. Sie liegen in der Regel im Bereich von 4-5 g Kohlenhydrate pro Glas (150 ml).

Spirituosen

Wodka, Rum, Gin, Tequila, Whisky. Alle ungesüßten und nicht aromatisierten Spirituosen enthalten 0 g Kohlenhydrate. Liköre und die meisten Mischungen (Cocktails oder Fruchtmischungen) enthalten Kohlenhydrate, weshalb sie zu vermeiden sind.

Unterm Strich können wir uns ab und zu ein Glas gönnen, aber bitte nicht zur Gewohnheit werden lassen!

Küchenausstattung

Es gibt einige Haushaltswaren und -geräte, die die Arbeit in der Küche erheblich erleichtern können. Dieses Zubehör ist jedoch keinesfalls zwingend erforderlich. Die folgenden Produkte zeigen eine Auswahl an Küchenutensilien und -geräten, die sich im Praxiseinsatz als nützlich erweisen können.

Elektrischer Handmixer

Der Hauptvorteil eines elektrischen Stabmixers ist der Anschaffungspreis. Ein Handmixer ist wesentlich günstiger als ein Standmixer und nimmt weniger Platz in der Küche ein. Er ist ideal für kleinere Arbeiten wie das Rühren oder Mixen von Speisen mit Frischkäse oder das Schlagen von Eiklar und Sahne. Wer schon einmal Eiklar mit der Hand schlagen musste, dem wird die Investition in einen elektrischen Stabmixer das Leben erleichtern!

Küchenwaage

Ein absolutes Muss für alle, die es mit der Gewichtsabnahme ernst meinen. Eine Küchenwaage ist sehr praktisch, um Lebensmittel zu wiegen und zu überprüfen, ob Makros und Portionen richtig berechnet wurden. Dieses Messgerät kann sowohl feste als auch flüssige Lebensmittel messen, so dass immer die gewünschten Portionsgrößen zur

Verfügung stehen. Eine Schätzung ist nicht unbedingt einfach und präzise, kann aber mit ein wenig Geduld und Sorgfalt vorgenommen werden.

In einigen Modellen können z. B. Kalorien, Kohlenhydrat-, Fett- und Proteingehalt ermittelt werden. Es gibt sogar spezielle Diätwaagen, die Daten über Mineralien und Vitamine angeben. Digitale Küchenwaagen können nicht nur das Essen, sondern auch die Kalorienzufuhr und die Zusammensetzung der Nährstoffe messen. So kannst du deine Ziele zur Gewichtsabnahme noch schneller erreichen.

Küchenmaschine

Eine Küchenmaschine ist leistungsfähiger als ein herkömmlicher Mixer. Sie ist ideal für die Verarbeitung von Saucen oder einfach zum Zerkleinern von zähem Gemüse wie Blumenkohl und Brokkoli. Die Küchenmaschine kann auch zum Kneten, zur Teigherstellung, zum Hobeln, Raspeln, Schneiden, Häckseln, Zerkleinern, Mahlen oder Würfeln verwendet werden. Im Handumdrehen und mit hoher Effizienz sind die Arbeitsschritte damit erledigt.

Spiralschneider

Spiralschneider verwandeln Gemüse in Sekundenschnelle in Nudeln oder Bandnudeln. Gemüse wie Zucchini sind von Natur aus glutenfrei und enthalten wenig Kalorien, Kohlenhydrate und Zucker. Das macht sie zu einem ausgezeichneten Ersatz für Teigwaren auf Mehlbasis. Wer einen Spiralschneider benutzt, wird mehr Gemüse essen, ohne es zu merken! Wenn du eine mit spiralförmigem Gemüse gefüllte Schüssel isst, werden deine Geschmacksnerven glauben, dass du dein Lieblings-Nudelgericht genießt, und du wirst schnell den Schlankheitseffekt einer gesunden Ernährung an deiner Taille bemerken.

Gusseisenpfannen

Wer Töpfe und Pfannen aus Gusseisen besitzt, sollte sie jetzt bereit haben. Kochen mit Gusseisen ist viel gesünder als mit Teflon-beschichteten oder anderen chemisch behandelten Töpfen und Pfannen. Die Haltbarkeit und Langlebigkeit dieser Töpfe und Pfannen sind praktisch unbegrenzt. Wer sie aber noch nicht hat, sollte nicht das Gefühl bekommen, sie unbedingt kaufen zu müssen! Alle Töpfe und Pfannen, die du auf Lager hast, sollten ihren Zweck erfüllen. Vergiss nicht, dass es dein Ziel ist, zu lernen, gesund zu kochen und zu essen. Und nicht, deinen Geldbeutel zu leeren!

Planung von Mahlzeiten

Die Grundvoraussetzung für das Erreichen der täglichen Makros und die erfolgreiche Umsetzung dieser Diät ist die Planung. Es ist nicht so einfach, aber mit Übung und Entschlossenheit ist alles machbar.

Wer nicht plant, wird scheitern. Wenn du deine Diät nicht planst, kannst du leicht aus der Ketose geworfen werden. Es ist unerlässlich, deine Mahlzeiten in den ersten Wochen deiner Diät zu planen, um zu vermeiden, dass du zu viele Snacks isst oder regelmäßig Heißhunger bekommst. Wenn du deine Mahlzeiten sorgfältig planst, unterdrückst du den Wunsch oder die Versuchung, jede beliebige Art von Lebensmitteln verzehren zu wollen.

Nach einer Ernährungsumstellung, bei der keine verarbeiteten und zuckerhaltigen Lebensmittel mehr verwendet werden, ist es wichtig, die Mahlzeiten so zu planen, dass nur Keto-freundliche und gesunde Lebensmittel eingesetzt werden. Die Planung der Mahlzeiten kann entweder tageweise oder eine ganze Woche im Voraus erfolgen. Manche planen einen ganzen Monat im Voraus, um das Risiko zu vermeiden, zu betrügen oder in eine unwiderstehliche Situation zu geraten.

Die Planung deiner Mahlzeiten ermöglicht es dir, deine Einkäufe gezielt zu tätigen. Auf diese Weise vermeidest du, zu viel Geld für Produkte auszugeben, die nicht mehr gebraucht werden. Der große Vorteil der Mahlzeitenplanung besteht darin, dass Kosten gespart werden können. Eine ketogene Diät muss nicht unbedingt teuer sein, kann aber durchaus hohe Kosten verursachen.

Dies gilt vor allem dann, wenn du regelmäßig in den Supermarkt eilst, weil du vergessen hast, Lebensmittel zu kaufen, oder diese im Kühlschrank schlecht geworden sind. Die Essensplanung ist eine Erfolgsgarantie und ermöglicht es dir, eine Diät ohne Unterbrechung über weite Strecken einzuhalten.

Da die ketogene Ernährung auf der Grundlage einer definierten Verteilung von Nährstoffen funktioniert, kann es schwierig sein, diese dauerhaft und ohne richtige Planung einzuhalten. Indem du deine gesamte Wochenplanung in einem Zug durchführst, reduzierst du den Stress, jeden Tag herauszufinden, was du essen sollst. Du sparst auch viel Zeit, weil du nicht jeden Tag von neuem beginnen musst. Wenn du dir einen Menüplan erstellst, reicht es aus, nur einmal in den Supermarkt zu gehen, mit der Gewissheit, dass du nichts kaufst, was später in den Müll landen wird.

Und wie funktioniert das alles in der Praxis? Es war einfacher für mich, meine Mahlzeiten zu planen, einzukaufen und vorzubereiten. Ich habe also nicht versucht, zu viel auf einmal zu tun und mich damit zu überfordern. Da ich es vorziehe, am Samstagnachmittag einzukaufen, um den morgendlichen Ansturm auf mein nächstgelegenes Einkaufszentrum zu vermeiden, beschloss ich, meine Essensplanung auf Samstagmorgen zu verlegen.

Suche dir eine möglichst stressfreie Tageszeit aus und nimm dir eine gute Stunde Zeit, vor allem am Anfang. Sobald du den Dreh raushast, sollte die Planung deiner Mahlzeiten nur noch etwa 20 - 30 Minuten dauern.

Bitte beachte, dass die Menüplanung kein universelles Konzept gemäß dem Prinzip „One Size Fits All" vorsieht. Es geht darum, herauszufinden, was für dich funktioniert und einen personalisierten Plan zu entwickeln, der deinen Bedürfnissen am nächsten kommt und mit der Keto-Diät vereinbar ist.

Ich werde nicht auf die einzelnen Schritte eingehen, da wahrscheinlich jede von uns zu irgendeinem Zeitpunkt in unserem Leben einen Mahlzeitenplan aufgestellt hat. Die Vorgehensweise ist immer dieselbe. Zuerst solltest du einen Blick auf deinen üblichen Wochenplan werfen.

o Hast du Zeit zum Frühstücken oder wachst du auf, schnappst deine Kleider und eilst zur Tür hinaus?

o Gibt es an deinem Arbeitsplatz eine Mikrowelle, in der du dein Mittagessen aufwärmen kannst?

o Hast du das Bedürfnis, am Nachmittag einen Snack zu essen? Wenn du diese Snacks planst, kannst du deine spontanen Essattacken stark eindämmen!

Es wird Zeiten geben, in denen du den ganzen Tag unterwegs sein wirst und keine Zeit zum Kochen haben wirst. Dann ist es sinnvoll, einige Mahlzeiten vorzubereiten. Muffins zum Frühstück, kleine Eieraufläufe und Ähnliches können im Kühlschrank aufbewahrt werden. Plane immer im Voraus, um einige der praktischen Gerichte für unterwegs bereitzuhaben. Halte sie im Kühlschrank bereit für die Tage, an denen nicht alles glatt zu laufen scheint!

Wenn du einen Menüplan für eine Woche erstellst, kennst du die Anzahl der Mahlzeiten. Werden zum Beispiel 4 Mahlzeiten zum Frühstück, 4 Mittagessen, 2 Mittagessen zum Mitnehmen und 4 Abendessen benötigt? Achte darauf, dass du alles aufschreibst und an den Kühlschrank oder die Speisekammer heftest. Mache eine Liste der Lebensmittel, die für jeden Tag benötigt werden.

Ich schlage vor, dass du zunächst eine Zeitlang deine bevorzugten Keto-Rezepte verwendest und dann jede Woche ein neues Rezept zum Ausprobieren hinzufügst. Halte es so einfach wie möglich, damit du dich nicht von Grund auf überforderst. Ein neues Rezept pro Woche reicht aus, um ein wenig Abwechslung zu schaffen, ohne dass du zu viel Stress hast. Halte eine Snack-Box bereit, die du an den Tagen genießen kannst, an denen du weißt, dass du unterwegs sein wirst. Für das Abendessen ist es eine gute Idee, früh am Morgen eine Slow Cooker-Mahlzeit zuzubereiten, so dass du nach der Arbeit eine fertige Mahlzeit genießen kannst. Ein weiterer guter Tipp ist es, nach einem langen, anstrengenden Tag die Reste des Vorabends zu verbrauchen.

Einkaufsliste erstellen

Wenn du deine Mahlzeiten geplant und deine Rezepte zusammengestellt hast, ist es an der Zeit, eine Einkaufsliste zu erstellen. Benutze
hier etwas gesunden Menschenverstand und überprüfe, was du bereits
in der Speisekammer und im Kühlschrank stehen hast. Du willst nicht
unnötig Geld für den Kauf bereits vorhandener Produkte verschwen-
den. Danach ist es an der Zeit, deine Einkaufsliste zu erstellen.

Und das war's dann: Ein paar einfache Schritte, um mit der Planung
deiner Mahlzeiten zu beginnen. Denke daran: Übung macht den Meis-
ter. Mache dir keine Sorgen, wenn es in den ersten Tagen viel Zeit
braucht, um es fertig zu bekommen. Mit Zeit und Übung wird es
schnell und einfach erledigt sein.

Es einfach halten

Mach dir keinen Stress, keine Sorgen, sei glücklich. Erinnere dich, warum du die Entscheidung getroffen hast, mit der ketogenen Ernährung
zu beginnen. Konzentriere dich. Atme tief durch. Bitte um Unterstützung.

Halte es so einfach wie möglich. Es handelt sich nur um Essen und
Trinken. Eines der größten Geheimnisse einer erfolgreichen Keto-
Diät ist es, bestimmte Lieblingsspeisen täglich oder wöchentlich wiederholt aufzutischen. Das kann die Essensplanung verkürzen und Er-
müdung durch häufiges Kochen minimieren. Probiere einfach, jeden
Tag dasselbe Frühstück zu essen, damit du dir keine Gedanken darüber
machen musst, was du zubereiten kannst.

Du könntest auch eine größere Menge für das Abendessen vorbereiten
und die Reste für das Mittagessen am nächsten Tag aufheben. Du
musst deine Zeit nicht damit verbringen, ausgefallene Gerichte vorzubereiten. Der Schlüssel ist, es einfach zu halten und mit deinem persönlichen Lebensstil in Einklang zu bringen.

Wähle frische Lebensmittel, kein Fast Food. Entdecke dein persönli-
ches Lieblingsgetränk zur Entspannung am Ende eines langen Tages.

Nach einem anstrengenden Tag bevorzuge ich eine heiße Tasse Chai-Tee (ohne Zucker). Er entspannt mich und hilft mir, mich in die richtige Stimmung für einen angenehmen, stressfreien Abend zu bringen. Suche und entdecke das Richtige für dich.

Vorbereitung von frischen Lebensmitteln

Sobald du verstanden hast, wie man frisches Gemüse kauft, lagert und zubereitet, ist es wesentlich einfacher, es während der gesamten Saison zu verwenden und an arbeitsreichen Wochenenden viel Zeit zu sparen. Im Folgenden einige Tipps, wie saisonale Produkte am besten genutzt werden können und wie die Rezepte unter Verwendung der besten Zutaten zusammengestellt werden können.

> ➤ In dichten Vorratsbehältern bleibt das zubereitete Gemüse länger knackig.
> ➤ Den Behälter mit einem Papiertuch auskleiden, damit überschüssige Feuchtigkeit aufgenommen werden kann.

Gemüse vorbereiten

Für Krautsalat wird der Kohl oftmals roh belassen, ist aber vielseitig einsetzbar. Den Kohl kann man gehackt mit Zwiebeln dünsten oder knusprig braten und als Beilage oder Burger-Topping anrichten. Dazu ein Schuss Olivenöl und etwas Salz und Pfeffer, eventuell in Verbindung mit anderem Gemüse.

Beispiel Zucchini

Beim Kauf auf feste, kräftig gefärbte Zucchini achten. Ein paar kleine Risse und Kratzer auf der Schale sind in Ordnung. Zucchini mit runzliger Schale oder weichen Stellen, die erste Anzeichen von Verfall zeigen, sollten vermieden werden. Die sehr großen Zucchini sollten vermieden werden, da Zucchini mit zunehmender Größe bitter werden.

Lagerung: Ungewaschen in einem Plastikbeutel im Frischefach des Kühlschranks für 1-2 Wochen lagern. Die Schale kann ein wenig schrumpeln, aber sie bleibt dennoch essbar, es sei denn, man sieht weiche Stellen, Fäulnis oder sie werden schmierig und schleimig.

Vorbereitung: Zucchini enthält viel Wasser, daher eignet sie sich am besten zum Kochen bei hoher Temperatur und zum Grillen, scharf anbraten und sautieren. Sie können auch kurz vor dem Servieren zur Suppe hinzugefügt werden.

Intervallfasten & Keto-Diät

Das Intervallfasten oder intermittierende Fasten ist ein Ernährungskonzept, das in den letzten Jahren immer mehr an Bedeutung gewonnen hat. Neben der Gewichtsreduktion zählen der Muskelaufbau und ein verbesserter allgemeiner Gesundheitszustand zu den positiven Effekten des Intervallfastens. Es soll auch den Alterungsprozess verzögern, die Zellregeneration unterstützen, das Risiko von Bluthochdruck und Diabetes senken und die Entzündungsanfälligkeit des Körpers reduzieren.

Unter Intervall-Fasten versteht man ein Zeitfenster von 12 Stunden (oder länger), in dem der Körper ohne Nahrung auskommt. Zum Beispiel endet deine letzte Mahlzeit um 18:00 Uhr, du gehst später schlafen und wachst am nächsten Morgen um 6:00 Uhr auf. In diesem Fall befindet sich dein Körper 12 Stunden lang im „Fastenmodus";

Die ketogene Ernährung und das intermittierende Fasten ergänzen sich ideal, so dass eine beschleunigte Gewichtsabnahme möglich ist. Die Kombination aus ketogener Ernährung und intermittierendem Fasten kann zu einer signifikanten Gewichtsabnahme führen. Beide Methoden wirken nachweislich ausgleichend auf den Blutzuckerspiegel, verbessern die Insulinempfindlichkeit und unterdrücken Heißhungerattacken. Diese drei Faktoren sind von zentraler Bedeutung für eine nachhaltige Gewichtsabnahme und einen insgesamt gesünderen Lebensstil.

Das Fasten ist flexibel zu gestalten und kann an jeden Lebensstil angepasst werden. In der Regel ist es ratsam, mindestens 12 Stunden, aber nie länger als 36 Stunden zu fasten.

Hier einige häufig angewandte Praxisbeispiele:

- ❖ **14:10**: Der Fastenzustand dauert hier **14** Stunden und der Versorgungszustand **10** Stunden.
- ❖ **16:8**: Der Fastenzustand hält hier **16** Stunden an und der Versorgungszustand **8** Stunden.
- ❖ **6:1**: **6** Tage essen, **1** Tag fasten
- ❖ **5:2**: **5** Tage essen, **2** Tage fasten

Du hast also die freie Wahl, ob du einen oder mehrere Tage fasten möchtest. Vor allem Anfänger sollten sich nicht gezwungen fühlen, an 2 Tagen zu fasten, nur weil sie glauben, dass mehr auch mehr Sinn ergeben würde. Also mache es dir ein wenig leichter und fange an, für ein paar Stunden auf das Essen zu verzichten. In jedem Fall werden die verschiedenen Varianten als gleich wirksam angesehen.

Als Einstieg empfiehlt sich eine Fastenzeit von 12 Stunden. Schritt für Schritt arbeitest du dich bis zu einem Rhythmus von 14:10 und 16:8 hoch. Die 16:8-Variante erfordert im Prinzip nur ein frühes Abendessen und ein spätes Frühstück.

Beispiel: Die letzte Mahlzeit wurde um 18:00 Uhr gegessen. Das Frühstück kann also frühestens am nächsten Morgen um 10:00 Uhr verzehrt werden. Dieses Vorgehen empfiehlt sich besonders für Personen, die ohnehin dazu neigen, das Frühstück auszulassen.

Bei der 5:2-Methode sind zwei Fastentage innerhalb einer Woche vorgesehen. An fünf Tagen kannst du normal essen, aber während der Fastentage eingesparte Kalorien sollten nicht wieder aufgeholt werden. Bei der Anwendung der 5:2- oder 6:1-Methode ist zu beachten, dass zusätzliche Hindernisse auftreten können, wenn die Fastentage im Voraus geplant werden. Unvorhersehbare Ereignisse können nicht immer ausgeschlossen werden. Denk immer an deine Pläne. Es macht sicherlich keinen Sinn, einen Wochentag zu wählen, an dem du unter Zeitdruck stehst oder Termine hast. Diese Methode des Fastens erfordert daher eine gewisse Flexibilität.

Es ist wichtig, das Muster zu wählen, das deinem Lebensrhythmus am besten entspricht. Eine Änderung der Essgewohnheiten kann nur funktionieren, wenn sie sich reibungslos in deinen Alltag integrieren lässt.

Ein Irrglaube ist, dass intermittierendes Fasten notwendigerweise eine Kalorieneinschränkung impliziert. Dies trifft zumindest für die Methode der zeitlich begrenzten Nahrungsaufnahme nicht zu. Nur das Zeitfenster der Nahrungsaufnahme ist auf ein bestimmtes Intervall begrenzt. Sobald du die vorgegebene Fastenzeit erreicht hast, beginnt dein Zeitfenster für die Nahrungsaufnahme. Von nun an kannst du viel kohlenhydratarme oder -freie Nahrung zu dir nehmen. Während dieses Zeitfensters darfst du dich satt essen, aber denke daran, nicht zu viel zu essen.

Ein Vorteil der ketogenen Ernährung besteht darin, dass Überernährung in der Regel kein Problem darstellt, da der Heißhunger durch den Verzicht auf Kohlenhydrate und den Verzehr von Fetten und Proteinen weitgehend kontrolliert werden kann. Wenn du mit dem Intervallfasten beginnst, während du bereits Kohlenhydrate einschränkst, wird dein Körper in kürzerer Zeit den Zustand der Ketose erreichen. Das Fasten kann dir helfen, die Anfangsphase deiner Ernährung zu überbrücken, die in der Regel eine besondere Herausforderung darstellt.

Du musst deinem Körper etwas Zeit geben, sich daran zu gewöhnen, Mahlzeiten auszulassen und länger zu fasten. Der beste Weg, sich an dieses Ernährungsmuster zu gewöhnen, besteht darin, gelegentlich eine Mahlzeit zu überspringen. Sobald sich der Körper daran gewöhnt hat, längere Zeit ohne Nahrung auszukommen, kann man langsam zu längeren Fastenperioden übergehen. Viele halten das Auslassen des Frühstücks für einen guten Anfang, da sich der Körper bereits zur Schlafenszeit in einem „Fastenmodus" befindet.

In der Praxis haben viele Anwender festgestellt, dass sie ihre Abnehmziele schneller erreichen, wenn sie 20 Stunden am Tag fasten und ihre Kalorien in einem 4-Stunden-Fenster zu sich nehmen (Variante 20:4). Es sei darauf hingewiesen, dass dies das ultimative „Ziel" ist, das in mehreren Schritten erreicht werden kann. Überstürze nichts, bis du diesem Ziel Schritt für Schritt näherkommst. Die ketogene Ernährung wurde mit dem Ziel entwickelt, einen neuen Weg zu finden, um allmählich Übergewicht abzubauen. Die Diät sollte nicht als ein Rennen bis zur Ziellinie gesehen werden. Die meisten Menschen werden erleben, wie sich ihre Ernährungs- und Lebensgewohnheiten grundlegend ändern werden.

Studien haben gezeigt, dass nicht nur die Ketose, sondern auch das Fasten eine heilende Wirkung auf das menschliche Gehirn haben kann. Sobald der Körper in die Ketose eingetreten ist, nutzt er gespeichertes Fett zur Energiegewinnung. Dieser Zustand der Ketose ist mit einer verbesserten geistigen Klarheit verbunden. Intermittierendes Fasten hat sich bei einer Vielzahl von neurodegenerativen Erkrankungen wie Schlaganfall, der Huntington-, Parkinson- und Alzheimer-Krankheit als wirksam erwiesen. US-Studien am National Institute on Aging (NIH) zeigten, dass das zyklische Fasten die Nervenzellen im Gehirn vor Degeneration und Dysfunktion schützt.

Trotz aller Vorteile gibt es immer wieder Hinweise darauf, dass Menschen mit niedrigem Blutdruck, Diabetes oder schlechtem Allgemeinzustand sowie Schwangere das Intervallfasten nicht praktizieren sollten. In diesem Zusammenhang sei nochmals darauf hingewiesen, dass im Zweifelsfall immer zuerst ein Gespräch mit dem Hausarzt stattfinden sollte.

Sport und Bewegung

Sport und Bewegung spielen eine wichtige Rolle bei der Entwicklung eines gesünderen Lebensstils. Wir Frauen in der Altersgruppe 50+ profitieren von ungeahnten Vorteilen durch Sport und Bewegung. Neben der Senkung des Blutdrucks, der Verbesserung des Blutzuckerspiegels, des Lipidprofils und der geistigen Leistungsfähigkeit wirkt sich regelmäßige Bewegung auch positiv auf die Vorbeugung und Behandlung von Arthrose und Osteoporose aus. Darüber hinaus hat sich gezeigt, dass regelmäßige körperliche Aktivität die Sterblichkeit und die altersbedingten Todesfälle verringert. Ein sinnvolles Trainingsprogramm besteht aus vier Säulen: Spazierengehen, Aerobic, Krafttraining und Beweglichkeitstraining.

Auch wenn du noch nie Sport getrieben haben solltest, haben Studien gezeigt, dass die Sterblichkeitsrate bei Patienten, die im Alter regelmäßig Sport treiben, niedriger ist. Es ist also nie zu spät, mit dem Training zu beginnen!

Sicherlich kennst du die positiven Auswirkungen von Aerobic. Neben Aerobic sind Wandern, Laufen, Radfahren oder Schwimmen gute Möglichkeiten, deinen Körper fit und leistungsfähig zu halten und dein Herz-Kreislauf-System in Schwung zu bringen.

Nicht weniger wichtig ist das Widerstandstraining für ältere Erwachsene. Diese Erkenntnis hat sich in den letzten zehn Jahren mehr und mehr durchgesetzt. Die Muskelkraft nimmt ab einem Alter von 50 Jahren um 15 Prozent pro Jahrzehnt und ab einem Alter von 70 Jahren um 30 Prozent pro Jahrzehnt ab.

Dies ist hauptsächlich auf den Verlust von Muskelmasse (Sarkopenie) zurückzuführen und betrifft ältere Frauen stärker als Männer. Die Ergebnisse der Framingham Disability Study zeigten, dass 45 % der über 65-Jährigen keine 5 kg heben konnten! Die gute Nachricht ist, dass Widerstandstraining bei den gleichen Probanden nachweislich die Kraft um 25 % bis über 100 % steigern konnte.

Es ist natürlich kein Geheimnis, dass körperliche Belastbarkeit und Kraft notwendig sind, um die alltäglichen Aufgaben zu bewältigen, die wir für selbstverständlich halten. Dazu gehören das Gehen, Treppensteigen und andere Bewegungen des täglichen Lebens.

Unsere Beinkraft bestimmt unsere Gehgeschwindigkeit, Ausdauer und das Aufstehen von den Stühlen! Darüber hinaus verbessert Krafttraining auch verborgene Gesundheitsaspekte wie die Stickstoffbilanz und kann durch entsprechende Ernährung Muskelschwund vorbeugen.

Schon einfache Tätigkeiten wie Haus- oder Gartenarbeit erhöhen die Herzfrequenz und können eine ähnliche Wirkung haben wie Aerobic oder Widerstandstraining. Deshalb ist es wichtig, dass du deinem Körper einen Dienst erweist und in Bewegung bleibst! Regelmäßige körperliche Aktivität, mindestens drei Tage pro Woche, verringert das Risiko für einige der häufigsten Todesursachen.

Sport und regelmäßige Bewegung fördern die Gesundheit auf folgende Weise:

- ✓ Das Risiko eines vorzeitigen Todes wird reduziert.
- ✓ Das Risiko von Herzerkrankungen wird reduziert.
- ✓ Das Risiko, an Darmkrebs zu erkranken, wird reduziert.
- ✓ Das Risiko, an Diabetes zu erkranken, wird reduziert.
- ✓ Depressionen und Ängste werden reduziert.
- ✓ Der Aufbau und Erhalt gesunder Knochen, Muskeln und Gelenke wird gefördert.

✓ Senioren und ältere Erwachsene entwickeln Kraft, Körpersta-
bilität und Beweglichkeit, so dass Stürze vermieden werden.

✓ Das Körpergewicht kann durch den Aufbau von Muskelmasse
und den Abbau von Körperfett kontrolliert werden.

✓ Vorbeugung oder Verzögerung der Entstehung von Bluthochdruck; Senkung des Blutdrucks bei Menschen mit Bluthochdruck.

✓ Unterstützung beim Stressabbau

Erste Schritte

Wie immer ist es ratsam, vor Beginn eines Übungsprogramms einen
Arzt zu konsultieren. Dies ist besonders wichtig für Personen, die
lange Zeit nicht körperlich aktiv waren oder gesundheitliche Probleme
haben.

Beginne langsam und vorsichtig. Personen, die seit Jahren nicht mehr
aktiv waren, sollten nicht damit rechnen, nach zwei Wochen einen Ma-
rathon laufen zu können. Starte mit einem leichten 10-Minuten-Trai-
ning oder einem zügigen Spaziergang pro Tag. Bemühe dich, die Länge
des Spaziergangs und die Intensität des Trainings allmählich zu erhöhen.

Hier sind ein paar praktische Tipps für den Einstieg:

- Treppe statt Fahrstuhl oder Rolltreppe benutzen.

- Einkaufen zu Fuß oder mit dem Fahrrad (lass dein Auto stehen).

- Spazierengehen oder Laufen in den Morgen- und Abendstun-
den. Nicht in der Mittagshitze im Sommer!

- Das Auto von zu Hause aus waschen, statt in eine Autowasch-
anlage zu fahren.

- Schlank und gesund durch Gartenarbeit oder andere Arbeiten
an der frischen Luft und in der natürlichen Umgebung.

Das Trainingsprogramm

Im Folgenden einige Tipps zum Aufbau und zur Umsetzung eines Trainingsprogramms:

Finde eine Sportart oder Aktivität, die dir Spaß macht

Achte darauf, dass die Aktivität ohne zu viel Stress und Belastung durchgeführt werden kann. Wenn du Gelenkprobleme hast, empfiehlt sich z. B. Schwimmen, da es die Gelenke schont und weniger belastet.

Finde einen Trainingspartner

Gemeinsam mit einer anderen Person Sport zu treiben, kann zusätzlich für mehr Spaß sorgen.

Variiere deine Trainingsroutinen

An einem Tag wandern, am nächsten Rad fahren und am Wochenende ins Fitnessstudio oder Schwimmbad gehen. Vielfältige Übungen und Aktivitäten bringen Abwechslung und lassen keine Langeweile aufkommen. Auch das Verletzungsrisiko wird verringert. Aktivitäten wie Tanzen, Golf oder Hausarbeit wie Staubsaugen oder Rasenmähen gehören ebenfalls zum Programm.

Wähle eine besonders angenehme Tageszeit

Trainiere nicht in einem zu kurzen Abstand nach einer Mahlzeit oder wenn es zu heiß oder kalt ist. Such dir die Zeit aus, die dir am besten passt und in der du dich am wohlsten fühlst.

Lass dich nicht entmutigen

Es kann einige Zeit dauern, bis du einige der Veränderungen und Fortschritte bemerken wirst.

Vergiss „No pain - No gain"

Auch wenn nach Trainingsbeginn ein leichter Muskelkater zu erwarten ist, sollten keine Schmerzen auftreten. Pass auf dich auf und schalte einen Gang zurück oder mache eine Pause, sobald ein leichter Reiz auftritt. Hör sofort auf, wenn du Schmerzen hast.

Spaß am Sport finden

Zum Beispiel kannst du auf einem Ergometer oder Heimtrainer lesen, Musik hören oder fernsehen. Auch ein Spaziergang durch den Zoo, den Wald oder die Natur bietet viel Abwechslung. Du könntest auch eine neue Tanzstunde oder ein völlig neues, lebendiges Bewegungskonzept ausprobieren.

Körperliche Übungen

Nachfolgend findest du die grundlegenden Arten von körperlichen Übungen.

Dehnen

Mit zunehmendem Alter verlieren unsere Gelenke und Muskeln an Flexibilität. Yoga ist eine gute Möglichkeit, deine Muskeln und Sehnen geschmeidig zu halten und einen stabilen Rumpf aufzubauen. Pilates oder jede andere Art von Dehnungsübungen, bei denen du dich wohl fühlst, sind ebenfalls empfehlenswert. Alle Trainingsroutinen sollten mit einem Aufwärmprogramm von 10 bis 20 Minuten beginnen, einschließlich Yoga oder anderer dynamischer Dehnungsübungen. Dadurch werden Muskeln und Gelenke geschmeidig gehalten und das Verletzungsrisiko während des eigentlichen Trainings minimiert.

Aerobic

Aerobic-Übungen stärken das Herz und verbessern die körperliche Fitness und Ausdauer, da sie die Sauerstoffverwertung des Körpers erhöhen. Schwimmen, Wassergymnastik, Wandern und Tanzen sind ebenfalls Beispiele für belastungsarme aerobe Aktivitäten. Wenig belastende Aktivitäten belasten die Gelenke nicht so stark. Hohe Stoßbelastungen, wie sie beim Joggen oder Seilspringen auftreten, werden weitgehend vermieden.

Widerstandstraining

Es ist nicht notwendig, in ein Fitnessstudio zu gehen, um Kraft- oder Widerstandsübungen durchzuführen. Als Erstes empfiehlt es sich, ein Paar von 2 kg schweren Kurzhanteln und ein Trainingsvideo zu erwerben oder sich YouTube-Videos anzusehen. Alternativ kannst du einem Fitness-Club oder einer Trainingsgruppe beitreten und gemeinsam mit anderen Mitgliedern den Spaß, die Unterstützung und die Motivation des Trainings entdecken.

Das Ziel von körperlichen Übungen ist es, den Gesundheitszustand zu verbessern und ein Wohlgefühlgewicht zu erreichen. Es wird empfohlen, an den meisten Tagen der Woche ein moderates Training von 20 bis 30 Minuten durchzuführen, jedoch nie länger als 60 Minuten. Dies kann durch kürzere Übungseinheiten erreicht werden, die zusammen bis zu 30 Minuten pro Tag dauern. Beispielsweise können drei zügige 10-minütige Spaziergänge, zwei 15-minütige Spaziergänge oder ein 10-minütiger und ein 20-minütiger Spaziergang unternommen werden.

Meditation

Übergewicht kann auch durch Stress und Schlafmangel verursacht werden. Diese beiden Faktoren sind bei Frauen über 50 Jahren nicht ungewöhnlich. Gerade im Alter ist es wichtiger denn je, Stress abzubauen oder ganz zu vermeiden, da wir ohnehin anfälliger für eine Gewichtszunahme sind. Auch hier ist regelmäßige Bewegung das Mittel der Wahl. Dadurch werden Glückshormone freigesetzt und Stress abgebaut. Darüber hinaus solltest du dir genügend Zeit zur Entspannung gönnen, z. B. durch meditative Übungen. Neben Yoga gibt es eine Reihe verschiedener Meditationsarten, die gegen Stress wirksam sind. Meditation kann helfen, den Schlaf zu verbessern, die Konzentrationsfähigkeit zu steigern und gleichzeitig entspannter und ausgeglichener zu werden.

Zusammenfassung

Halte dich an die im Buch beschriebenen Empfehlungen und nimm Kontakt zu anderen Anwendern der Keto-Diät auf, sei es über Facebook-Gruppen oder andere soziale Netzwerke. Hier sind einige wichtige Verhaltensregeln und Tipps, die du mitnehmen solltest:

- ✓ Stelle dich zunächst auf die neue Situation mit der richtigen Einstellung und der Bereitschaft ein.
- ✓ Eliminiere alle nicht Keto-freundlichen Lebensmittel aus deiner Wohnung.
- ✓ Wiege deine Lebensmittel ab.
- ✓ Trinke eine ausreichende Menge an Wasser.
- ✓ Um so wenig Kohlenhydrate wie möglich pro Tag zu erhalten, sollten ballaststoffreiche Nahrungsmittel sorgfältig ausgewählt werden.
- ✓ Erholsamer Schlaf, Entspannung und Stressabbau sollten angestrebt werden.
- ✓ Beginne mit leichten oder mittelschweren Übungen (einer Wandergruppe beitreten oder deine eigene gründen).
- ✓ Versuche es mit dem Intervallfasten.

Vor allem ist es wichtig, jeden Tag neu zu beginnen mit der Kraft des positiven Denkens und einer positiven Einstellung! Die Kunst der Selbstliebe zu üben und zu lernen, sich selbst zu verzeihen. Sei dir bewusst, dass du Fehler machen wirst, aber sei bereit, sie zu akzeptieren und zuzulassen. Das bedeutet nicht, dass du versagt hast, es zeigt dir nur, dass du menschlich bist.

2-Wochen-Plan

Vergiss nicht, es in den ersten ein bis zwei Wochen so überschaubar und einfach wie möglich zu halten. Das Frühstück mit Spiegeleiern (oder Rühreiern) in Butter, ein paar Scheiben Speck und in Scheiben geschnittener Avocado kann schnell und einfach genossen werden. Zur Abwechslung können jeden zweiten Tag Frühstückswürstchen und anderen Fleischprodukte oder einfache Eiergerichte zubereitet werden. Wer das Frühstück mit einem Stück Brot genießen möchte, dem stehen viele verschiedene Keto-Brote zur Auswahl. Ich schlage vor, in ein Keto-Kochbuch mit Hunderten von Rezepten zu investieren, um dir auf deiner Reise zu helfen.

Die Planung der Mahlzeiten richtet sich nach dem persönlichen Geschmack, den Bedürfnissen und dem angestrebten Wunschgewicht. Auf Basis deines täglichen Kalorienbedarfs bestimmst du, wie du deine Makros auf deine Mahlzeiten aufteilst. So kannst du entscheiden, welche Mahlzeiten für dich wichtiger sind und zu welcher Tageszeit du mehr essen möchtest.

Einige bevorzugen ein ausgiebiges Frühstück, während andere nach dem Aufstehen einfach nicht hungrig sind. Einige sind in der Lage, das intermittierende Fasten als Teil ihrer Ernährungsumstellung zu integrieren und warten deshalb lieber bis zum späten Nachmittag, bevor sie wieder essen. Frühstücksmenüs sind daher für sie nicht relevant. Entscheide selbst, was für dich das Richtige ist.

Sobald du den Dreh raushast, kannst du deine eigenen Mahlzeiten nach deinem Geschmack zusammenstellen! Die Keto-Diät bietet nicht nur einen schnellen Weg, Gewicht zu verlieren, sondern auch die Möglichkeit, deine Denkweise und deine Wahrnehmung von Lebensmitteln neu zu formen. Dieses Keto-Buch wird dir helfen, eine bessere und gesündere Lebensmittelauswahl zu treffen, schlechte Essgewohnheiten zu überwinden und jede Art von Esssucht zu beseitigen. Auf diese Weise kannst du deine Essgewohnheiten bis zum Ende deines Lebens perfektionieren.

Im Folgenden biete ich dir einen 2-Wochen-Plan an, mit dem du die neue ketogene Ernährung in die Praxis umsetzen kannst. Sicher, es kann schwierig sein, den richtigen Einstieg zu finden. Deshalb habe ich mir die richtige Vorgehensweise einfallen lassen!

Wenn dir die Gerichte schmecken, kannst du sie natürlich auch nach den ersten 2 Wochen noch einmal zubereiten. So kannst du den ersten Monat deines Ernährungsplans ohne viel Aufwand durchlaufen. Es ist absolut nichts falsch daran, den Prozess von Anfang bis Ende zu wiederholen!

Es gibt auch alternative Möglichkeiten, mit denen du einen 4-Wochen-Plan erstellen oder direkt in den Plan einbeziehen kannst. Bitte beachte, dass einige der zusätzlichen Menüs nicht die Berechnung von Makros enthalten. Dies soll dich bewusst dazu anregen, deine Makros selbst zu berechnen.

Um die Höhe des Kalorienbedarfs zu bestimmen, werden die Makros nach den individuellen Bedürfnissen berechnet und die Mahlzeiten auf der Grundlage dieser Vorgaben gestaltet. Es wird daher empfohlen, einen Keto-Rechner zu verwenden, um deinen Kalorienbedarf und deine Makros zu bestimmen. Wenn du weniger Kalorien aufnehmen musst, kannst du jederzeit einige der Mahlzeiten weglassen. Umgekehrt kannst du beim Kochen stets weitere Zutaten zugeben oder ein oder zwei Snacks zwischen den Mahlzeiten einbauen, sofern du mehr Kalorien zur Deckung deines Bedarfs benötigst.

Denke daran: Wenn du erfolgreich sein willst, musst du planen. Bevor du loslegst, schau dir die Rezepte sorgfältig durch und erstelle eine Einkaufsliste, um sicherzustellen, dass du alle benötigten Zutaten hast. Eine einfache Aufgabe, die dazu beiträgt, dass deine zwei Wochen ein voller Erfolg werden!

Hinweis: Bitte überprüfe jedes Rezept sorgfältig auf alle Zutaten, gegen die du eine nachgewiesene Allergie hast, und ersetze sie durch eine andere kohlenhydratarme Zutat.

Rezepte

Nachstehend sind die Rezepte für die ersten 2 Wochen deiner Keto-Diät aufgeführt. Solltest du noch hungrig sein, kannst du gerne kleine Snacks einbauen. Oliven, Avocado, Nüsse, Samen und Kerne können als fettreiche Snacks verwendet werden. Achte aber darauf, dass du die richtigen Nüsse und die richtige Menge auswählst, denn sie enthalten je nach Nussart mehr oder weniger Kohlenhydrate! Eine Handvoll Nüsse ist keine Portionsgröße!

Woche 1 — Mahlzeitenplan

	Montag
Frühstück	Low-Carb Pancakes mit Mandelmehl
Mittagessen	Rumpsteak mit Tomaten-Avocado-Salat
Abendessen	Gebackenes Schweinekotelett mit Senf
	Dienstag
Frühstück	Joghurt, Beeren und Nüsse
Mittagessen	Gebackenes Schweinekotelett mit Senf
Abendessen	Zucchini-Hackfleisch-Pfanne

	Mittwoch
Frühstück	Speck-Ei-Becher
Mittagessen	Rucola-Salat mit Speck und Walnüssen
Abendessen	Gefüllte Paprika mit Wurst
	Donnerstag
Frühstück	Erdbeer-Kokos-Smoothie
Mittagessen	Gefüllte Paprika mit Wurst
Abendessen	Hähnchen mit Oliven und Tomaten
	Freitag
Frühstück	Rührei mit Brokkoli
Mittagessen	Avocado-Gurkensuppe
Abendessen	Thailändische Kokossuppe
	Samstag
Frühstück	Speck-Ei-Becher
Mittagessen	Thailändische Kokossuppe
Abendessen	Spargel mit Frikadellen
	Sonntag
Frühstück	Joghurt, Beeren u. Sonnenblumenkerne
Mittagessen	Spargel mit Frikadellen
Abendessen	Oliven-Tomaten-Hähnchenbrust

Montag

Frühstück

Low-Carb Pancakes mit Mandelmehl

*430 Kalorien | 39 g Fett | 14 g Kohlenhydrate | 12 g Protein |
4 g Ballaststoffe*

Zutaten

- 25 g Mandelmehl
- 1 Bio-Ei
- 2 EL Bio-Kokosöl, geschmolzen
- 1 TL Bio-Kokosöl
- Stevia nach Geschmack (oder einen anderen Zuckerersatz)

Zubereitung

1. Für den Teig das Ei schlagen und mit den geschmolzenen 2 EL Kokosöl zu einer homogenen Masse verrühren. Mandelmehl und Stevia unterrühren. Der Teig wird etwas dicker sein als bei einer traditionellen Pancake-Mischung.
2. Das Kokosöl bei mittlerer Hitze erhitzen.
3. Etwas Teig in die Pfanne geben, von der Größe eines Pancakes. Sobald sich Bläschen auf der Oberseite bilden, den Pancake wenden und für eine weitere Minute braten. Gegebenenfalls den Vorgang wiederholen, bis der Pancake fertig ist.

Mittagessen

Rumpsteak mit Tomaten-Avocado-Salat

454 Kalorien | 35 g Fett | 8 g Kohlenhydrate | 23 g Protein |
3 g Ballaststoffe

Zutaten

- 120 g Bio-Rumpsteak mit Fettrand
- ¼ Avocado, geschält und in Würfel geschnitten
- 1/8 TL frisch gemahlener schwarzer Pfeffer
- 1 TL Zitronensaft
- 1 Tasse grünes Salatgemüse
- 6 Traubentomaten, halbiert
- 1 EL Bio-Kokosöl
- 1/8 TL Meersalz
- 1 TL natives Olivenöl extra

Zubereitung

1. Das Kokosöl in einer Antihaft-Pfanne bei mittlerer Hitze schmelzen lassen. Das Steak mit Salz und Pfeffer einreiben.
2. Das Steak in der Pfanne auf jeder Seite ca. 5 Minuten braten.
3. Das Steak aus der Pfanne nehmen und ca. 5 Minuten abkühlen lassen.
4. Das Blattgemüse, die Tomaten und die Avocado in einer mittelgroßen Schüssel mischen. Zitronensaft und Olivenöl untermischen.
5. Das Steak in Streifen schneiden und auf dem Salat anrichten. Ich wünsche dir einen guten Appetit!

Abendessen

Gebackenes Schweinekotelett mit Senf

2 Portionen, Nährwertangaben beziehen sich auf eine 1 Portion
285 Kalorien | 20 g Fett | 6 g Kohlenhydrate | 24 g Protein |
1 g Ballaststoffe

Zutaten

- 2 (je 120 g) Bio-Schweinekoteletts
- 160 g Dijon-Senf
- 2 TL getrockneter Thymian
- 2 TL Knoblauch, zerdrückt
- 2 EL Bio-Kokosöl
- 2 Tassen Brokkoliröschen

Zubereitung

1. Den Ofen auf 220° C vorheizen.
2. Die Schweinekoteletts abspülen und mit Salz und Pfeffer würzen. Beiseitestellen.
3. Senf, Thymian und zerdrückten Knoblauch verrühren. Über die Schweinekoteletts gießen und auf beiden Seiten einreiben.
4. 1 EL Kokosöl in einer ofenfesten Pfanne erhitzen, die Schweinekoteletts braten und in den Ofen stellen. Für weitere 5-8 Minuten garen.
5. Brokkoli in den restlichen Esslöffel Kokosöl dünsten.
6. Den Brokkoli zusammen mit dem Schweinekotelett servieren.

Hinweis: Die Hälfte (1 Portion) des Rezeptes für morgen aufheben!

Dienstag

Frühstück

Joghurt, Beeren und Nüsse

*266 Kalorien | 14 g Fett | 11 g Kohlenhydrate | 2 g Protein |
5 g Ballaststoffe*

Zutaten

- 230 g ungesüßter Kokosjoghurt
- 30 g frische Himbeeren
- 30 g gehackte Walnüsse

Zubereitung

1. Den Joghurt in eine Schüssel geben.
2. Mit Beeren und Nüssen bestreuen. Guten Appetit!

Mittagessen

Gebackenes Schweinekotelett mit Senf

(Reste vom Vorabend)

Abendessen

Zucchini-Hackfleisch-Pfanne

*468 Kalorien | 35 g Fett | 8 g Kohlenhydrate | 28 g Protein |
2 g Ballaststoffe*

Zutaten

- 140 g Bio-Rinderhackfleisch
- 1 mittelgroßer Zucchini, in Scheiben geschnitten
- ½ TL Chilipulver
- 1/8 TL Salz
- 1/8 TL Pfeffer
- 1 EL natives Olivenöl extra
- 2 EL Zitronensaft

Zubereitung

1. *Das Rindfleisch im Olivenöl unter ständigem Rühren anbraten. Sobald das Rinderhackfleisch gar ist, die in Scheiben geschnittenen Zucchini unterrühren.*
2. *Mit Chilipulver, Salz und Pfeffer abschmecken. Einige Minuten garen lassen. Den Herd ausschalten.*
3. *Mit Zitronensaft beträufeln und servieren.*

Mittwoch

Frühstück

Speck-Ei-Becher

Macht 4 Becher | 2 Becher pro Portion
200 Kalorien | 13 g Fett | 2 g Kohlenhydrate | 16 g Protein |
0 g Ballaststoffe

Zutaten

- 4 Eier
- 4 Scheiben Speck

Zubereitung

1. Den Ofen auf 180° C vorheizen und eine Muffinform einfetten.

2. Den Speck kochen, bis er fast gar ist.

3. Jedes Loch der Muffinform mit einer Scheibe Speck und je einem Ei ausfüllen.

4. Für ein halbfestes Eigelb 10 Minuten backen. Für ein flüssiges Eigelb unter 10 Minuten und für ein festes Eigelb über 10 Minuten backen.

Hinweis: Die Hälfte des Rezeptes für den Freitag aufheben

Mittagessen

Rucola-Salat mit Speck und Walnüssen

271 Kalorien | 24 g Fett | 3 g Kohlenhydrate | 8 g Protein |
2 g Ballaststoffe

Zutaten

- 2 Tassen Rucola
- 3 Speckscheiben, gewürfelt
- 1 EL gehackte Walnüsse
- 1 EL Bio-Olivenöl extra vergine
- ½ EL Zitronensaft

Zubereitung

1. Den Speck bei starker Hitze knusprig braten.
2. Speck aus der Pfanne nehmen, in Würfel schneiden und zusammen mit dem Rucola in eine Schüssel geben.
3. Olivenöl in die Pfanne geben und die Walnüsse unter Rühren leicht anbraten.
4. Die Walnüsse mit Rucola und Speck mischen. Zitronensaft zugeben. Den Salat kräftig durchschütteln und servieren.

Abendessen

Gefüllte Paprika mit Wurst #1

*Macht 2 Paprika – eine für das Mittagessen am nächsten Tag –
Nährwerte beziehen sich auf 1 gefüllte Paprika
326 Kalorien | 20 g Fett | 21 g Kohlenhydrate | 19 g Protein |
7 g Ballaststoffe*

Zutaten

- 160 g gehackte Salsiccia oder alternative Bratwurst
- 2 grüne Paprika
- 150 g Blumenkohlreis
- 60 g Tomatenmark
- ½ gelbe Zwiebel
- 2 Knoblauchzehen
- 1 TL getrockneter Thymian

Zubereitung

1. Den Ofen auf 180° C vorheizen. Die Paprikadeckel abschneiden, die Kerne entfernen, waschen und abtropfen lassen.

2. Den Blumenkohl mit einem Gemüsehobel raspeln, bis er an die Textur von Reis erinnert. Blumenkohlreis in eine Schüssel geben, Gewürze und Kräuter, gehackten Knoblauch und Zwiebel dazugeben. Beiseitelegen.

3. Etwas Öl in einer Pfanne erhitzen und die Wurst darin anbraten. In die Schüssel mit dem Blumenkohlreis geben. Tomatenmark untermischen.

4. Die Paprikaschoten mit der Mischung füllen und den Paprikadeckel aufsetzen. In den Ofen stellen und ca. 40 Minuten garen. Ich wünsche dir einen guten Appetit!

Gefüllte Paprika mit Wurst #2

Alternative Version des Rezeptes

Zutaten

- 4 Paprika
- 220 g Frischkäse
- 400 g Salsiccia oder alternative Bratwurst
- 200 g gewürfelte Tomaten aus der Dose
- Olivenöl
- Prise rote Chiliflocken (optional)

Zubereitung

1. Paprika halbieren und entkernen.
2. Nach dem Waschen, mit Olivenöl beträufeln und im vorgeheizten Backofen bei 180° C für 25 bis 35 Minuten backen, oder bis sie weich sind.
3. Während die Paprika im Ofen sind, die Wurst in Stücke schneiden und braten.
4. Die Tomaten unterrühren, ohne das Fett abzulassen.
5. Den Frischkäse unterrühren und zergehen lassen.
6. Mit roten Chiliflocken abschmecken.
7. Paprika aus dem Ofen nehmen, mit der Wurstmasse füllen und wieder in den Ofen stellen. Weitere 5-10 Minuten backen.
8. Warm servieren.

Donnerstag

Frühstück

Erdbeer-Kokos-Smoothie

*131 Kalorien | 10 g Fett | 11 g Kohlenhydrate | 4 g Protein |
5 g Ballaststoffe*

Zutaten

- 6 Erdbeeren
- 120 g Kokosmilch aus der Dose
- 2 EL Walnüsse

Zubereitung

*Die Zutaten mit einem Mixer zu einer homogenen Masse verarbeiten
und genießen!*

Mittagessen

Gefüllte Paprika mit Wurst

(Reste vom Vorabend)

Abendessen

Hähnchen mit Oliven und Tomaten

Macht 2 Portionen – Nährwertangaben beziehen sich auf eine Portion
504 Kalorien | 41 g Fett | 11 g Kohlenhydrate | 20 g Protein |
4 g Ballaststoffe

Zutaten

* 180 g Bio-Hähnchenbrust
* 4 EL natives Bio-Olivenöl extra
* 2 EL Zitronensaft
* ¼ TL Salz
* 2 TL Thymian
* ¼ TL Pfeffer
* 2 Knoblauchzehen
* ½ Zwiebel, gehackt
* 12 Traubentomaten
* 30 Kalamata-Oliven

Zubereitung

1. Die Hähnchenbrust in einer Mischung aus 1 EL Olivenöl, Zitronensaft, Salz und Pfeffer eine Stunde lang marinieren.
2. Den Ofen auf 190° C vorheizen. Eine Auflaufform einfetten.
3. Die gehackten Zwiebeln und den Knoblauch unter Rühren in den restlichen 3 EL Olivenöl dünsten. Tomaten und Oliven unterrühren. Thymian zugeben.
4. Das marinierte Hühnerfleisch in die Auflaufform geben und das gebratene Gemüse hinzufügen. Abdecken und ca. 40 Minuten backen. Guten Appetit!

Freitag

Frühstück

Rührei mit Brokkoli

*268 Kalorien | 15 g Fett | 4 g Kohlenhydrate | 13 g Protein |
1 g Ballaststoffe*

Zutaten

- 2 Eier
- ¼ Tasse Brokkoliröschen, fein gehackt
- 1 EL Kokosöl

Zubereitung

1. Die Eier in eine Schüssel schlagen und schaumig rühren.
2. Den Brokkoli unter die Eier mischen.
3. Kokosöl in einer Pfanne bei mittlerer Hitze schmelzen lassen.
4. Die Eiermasse in die Pfanne gießen und umrühren, bis sie gar ist. Mit Salz und Pfeffer würzen.

Mittagessen

Avocado-Gurkensuppe

*266 Kalorien | 30 g Fett | 19 g Kohlenhydrate | 6 g Protein |
11 g Ballaststoffe*

Zutaten

- 1 Avocado
- 1 kleine Gurke
- 120 ml Wasser
- 1 EL Zitronensaft
- 1/8 TL Salz
- 1 Knoblauchzehe
- Kreuzkümmelpulver, nach Geschmack

Zubereitung

1. *Die Avocado halbieren, schälen und den Kern entfernen. ¼ des Fruchtfleisches aufheben und in Würfel schneiden. Den Rest in eine Küchenmaschine oder einen Mixer geben.*
2. *Die Gurke schälen, zerkleinern und in der Küchenmaschine zur Avocado geben.*
3. *Wasser, Kreuzkümmel, Knoblauch, Zitrone und Salz hinzufügen. Die Mischung zu einer homogenen Masse verarbeiten.*
4. *In eine Schale gießen und die Avocado-Würfel darüber verteilen. Entweder kalt servieren oder in der Mikrowelle erwärmen und die Suppe warm genießen.*

Abendessen

Thailändische Kokossuppe

2 Portionen

434 Kalorien | 46 g Fett | 9 g Kohlenhydrate | 21 g Protein | 0 g Ballaststoffe

Zutaten

* *350 ml Rindfleischbrühe*
* *120 ml Kokosmilch aus der Dose*
* *1/8 TL getrocknete Chiliflocken*
* *½ TL Ingwer*
* *50 ml Zitronensaft*
* *1/8 TL Meersalz*
* *80 g Bio-Rinderfiletsteak, zerkleinert*
* *1 EL Bio-Kokosöl*
* *1 EL frisches Basilikum, gehackt*

Zubereitung

1. *Das Kokosöl in einer Pfanne zum Schmelzen bringen, das Rindfleisch dazugeben. Für 4 Minuten anbraten. Die restlichen Zutaten zugeben und zum Kochen bringen. Bei schwacher Hitze 20 Minuten köcheln lassen.*
2. *Das gehackte Basilikum unterrühren. Ich wünsche dir einen guten Appetit.*

Hinweis: *Die Hälfte des Rezepts für morgen aufheben!*

Samstag

Frühstück

Speck-Ei-Becher

(Reste vom Vorabend)

Mittagessen

Thailändische Kokossuppe

(Reste vom Vorabend)

Abendessen

Spargel mit Frikadellen

2 Portionen; Nährwertangaben beziehen sich auf eine 1 Portion
510 Kalorien | 43 g Fett | 6 g Kohlenhydrate | 26 g Protein |
3 g Ballaststoffe

Zutaten

- *180 g Bio-Rinderhackfleisch*
- *120 g Bio-Speck ohne Nitrat, fein gehackt*
- *½ EL Paprika*
- *½ EK Knoblauchpulver*
- *¼ EL gemahlener schwarzer Pfeffer*
- *1 Bund Spargel, in kleine Stücke geschnitten*
- *1 EL Bio-Kokosöl*

Zubereitung

1. *Das Fleisch in eine Schüssel geben, alle Gewürze hinzufügen und zu Frikadellen formen.*
2. *Jede Seite ca. 6 Minuten grillen oder bis sie gar ist.*
3. *Spargel im Kokosöl braten. Mit den Frikadellen servieren.*

Hinweis: Die Hälfte des Rezepts für morgen aufheben!

Sonntag

Frühstück

Joghurt, Beeren und Sonnenblumenkerne

158 Kalorien | 12 g Fett | 11 g Kohlenhydrate | 3 g Protein | 5 g Ballaststoffe

Zutaten

- 120 g ungesüßter Kokosjoghurt (Natur)
- 6 Erdbeeren, in Scheiben geschnitten
- 2 EL geröstete Sonnenblumenkerne

Zubereitung

1. Den Joghurt in eine Schale geben.
2. Mit Beeren und Samen bestreuen. Lass es dir schmecken!

Mittagessen

Spargel mit Frikadellen

(Reste vom Vorabend)

Abendessen

Überbackene Oliven-Tomaten-Hähnchenbrust

*504 Kalorien | 41 g Fett | 11 g Kohlenhydrate | 20 g Protein |
4 g Ballaststoffe*

Zutaten

- 180 g Hähnchenbrustfilet
- 4 EL natives Olivenöl extra
- 2 EL Zitronensaft
- ¼ TL Salz
- 2 TL Thymian
- ¼ TL Pfeffer
- 2 Knoblauchzehen
- ½ Zwiebel, gehackt
- 12 Traubentomaten
- 30 Kalamata-Oliven

Zubereitung

1. *Hähnchenbrustfilet in einer Mischung aus 1 EL Olivenöl, Zitronensaft, Salz und Pfeffer für eine Stunde marinieren.*
2. *Den Ofen auf 190° C vorheizen. Eine Auflaufform mit Öl einfetten.*
3. *Die Zwiebeln und den Knoblauch unter Rühren in den restlichen EL Olivenöl anbraten. Tomaten und Oliven unterrühren. Thymian zugeben.*
4. *Das marinierte Hühnerfleisch in die Auflaufform geben und das angebratene Gemüse hinzufügen. Zugedeckt für ca. 40 Minuten backen. Guten Appetit!*

Woche 2   *Mahlzeitenplan*

Montag

Frühstück   *Rührei mit Basilikum-Butter*

Mittagessen   *Hühner-Avocado-Salatwickel*

Abendessen   Gebackener Schellfisch

Dienstag

Frühstück   Gemischtes Nuss-Müsli

Mittagessen   Avocado mit Krabbensalatfüllung

Abendessen   Hamburger mit Hähnchen und Speck

Mittwoch

Frühstück   Erdnussbutter-Smoothie

Mittagessen   Tomatensalat mit Speck

Abendessen   Lachs mit Mandel-Cremesauce

Donnerstag

Frühstück   Avocado mit Eiern

Mittagessen   Cheddar-Blumenkohlsuppe

Abendessen   *Kabeljaufilets mit Gemüse*

	Freitag
Frühstück	Low-Carb Crêpes
Mittagessen	Cheddar-Blumenkohlsuppe
Abendessen	Schweinelende mit körniger Senfsauce
	Samstag
Frühstück	Frühstücks-Auflauf
Mittagessen	Schweinelende mit körniger Senfsauce
Abendessen	Hähnchen mit Zitronen-Butter
	Sonntag
Frühstück	Keto-Pancakes
Mittagessen	Tomatensalat mit Speck
Abendessen	Paprika-Hähnchen

Montag

Frühstück

Rührei mit Basilikum-Butter

2 Portionen

Kalorien 427 | Fett 42 g | Protein 13 g | Kohlenhydrate 3 g

Zutaten

- 60 g Butter
- 4 Eier
- 4 EL Kokoscreme, Kokosmilch oder Sauerrahm
- 4 EL frisches Basilikum
- Salz zum Abschmecken
- 4 EL frisches Basilikum

Zubereitung

1. Die Butter in einer Antihaft-Pfanne bei schwacher Hitze schmelzen lassen.
2. Eier, Kokoscreme, Basilikum und Salz in einer kleinen Schüssel verquirlen. In die heiße Pfanne gießen.
3. Die Eier mit einem Holzlöffel umrühren, bis sie die gewünschte Konsistenz erreicht haben.
4. Warm servieren oder in einer Meal Prep Box für den späteren Verzehr verpacken.

Mittagessen

Hühner-Avocado-Salatwickel

4 Portionen (pro Person 2 Salatwickel)
Kalorien 264 | Fett 20 g | Protein 12 g | Kohlenhydrate 9 g |
Ballaststoffe 3 g

Zutaten

- ½ Avocado, geschält und entsteint
- 70 g Mayonnaise
- 1 TL frisch gepresster Zitronensaft
- 2 TL gehackter frischer Thymian
- 1 (180 g) gegarte Hähnchenbrust, gehackt
- Meersalz
- Frisch gemahlener schwarzer Pfeffer
- 8 große Salatblätter
- 30 g gehackte Walnüsse

Zubereitung

1. Die Avocado in einer mittelgroßen Schüssel mit Mayonnaise, Zitronensaft und Thymian zerdrücken, bis alles gut zusammengefügt ist.
2. Das gehackte Hähnchen untermischen und mit Salz und Pfeffer abschmecken.
3. Den Geflügelsalat auf die Salatblätter geben, mit den gehackten Walnüssen bedecken und einwickeln.

Abendessen

Gebackener Schellfisch

4 Portionen

Kalorien 299 | Fett 24 g | Protein 20 g | Kohlenhydrate 1 g

Zutaten

- *4 (je 140 g) grätenlose Schellfischfilets*
- *Meersalz*
- *Frisch gemahlener Pfeffer*
- *80 g ungesüßte Kokosraspeln*
- *50 g gemahlene Haselnüsse*
- *2 EL Kokosöl, geschmolzen*

Zubereitung

1. *Den Ofen auf 200° C vorheizen. Ein Backblech mit Pergament-papier auslegen und beiseitestellen.*
2. *Die Filets mit Papiertüchern trocken tupfen und mit etwas Salz und Pfeffer würzen.*
3. *Die Kokosraspeln und die Haselnüsse in einer kleinen Schüssel mischen.*
4. *Fischfilets in die Kokosmischung einarbeiten, so dass beide Seiten jedes Stückes mit einer dicken Schicht bedeckt sind.*
5. *Fischfilets auf das Backblech legen und beide Seiten jedes Stückes leicht mit dem Kokosöl bestreichen.*
6. *Die Schellfischfilets goldbraun backen, bis sich das Fischfleisch mit einer Gabel leicht zerteilen lässt (ca. 12 Minuten).*

Dienstag

Frühstück

Gemischtes Nuss-Müsli

8 Portionen

Kalorien 391 | Fett 38 g | Protein 10 g | Kohlenhydrate 10 g

Zutaten

- 160 g ungesüßte Kokosraspeln
- 100 g gehobelte Mandeln
- 120 g Sonnenblumenkerne
- 120 g Kürbiskerne
- 120 g Walnüsse
- 120 g Kokosöl, geschmolzen
- 10 Tropfen Stevia-Extrakt
- 1 TL Zimtpulver
- ½ TL gemahlene Muskatnuss

Zubereitung

1. Den Ofen auf 120° C vorheizen. 2 Backbleche mit Pergamentpapier auslegen und beiseitelegen.
2. Die Kokosraspeln, Mandeln, Sonnenblumenkerne, Kürbiskerne und Walnüsse in einer großen Schüssel mischen.
3. Kokosöl, Stevia, Zimt und Muskatnuss in einer kleinen Schüssel zu einer homogenen Masse verrühren.
4. Die Kokosöl-Mischung auf die Nuss-Mischung gießen und mit den Händen gut vermischen.
5. Die Masse auf das Backblech geben und gleichmäßig verteilen.
6. Das Müsli ca. 1 Stunde backen und dabei alle 10 bis 15 Minuten durchrühren, bis die Mischung goldbraun und zart knusprig ist.
7. Das Müsli in eine große Schüssel geben und abkühlen lassen. Mehrmals kräftig durchschütteln, um die großen Stücke aufzubrechen und zu teilen.
8. Das Müsli in einem luftdichten Behälter im Kühl- oder Gefrierschrank bis zu 1 Monat aufbewahren.

Mittagessen

Avocado mit Krabbensalatfüllung

2 Portionen
Kalorien 389 | Fett 31 g | Protein 19 g | Kohlenhydrate 10 g

Zutaten

- 1 Avocado, längs halbiert, Fruchtfleisch auslöffeln (Fruchtfleisch für das Abendessen aufheben)
- ½ TL frisch gepresster Zitronensaft
- 120 g Krabbenfleisch
- 60 g Frischkäse
- ¼ Tasse gehackte rote Paprika
- ¼ Tasse geschälte und gehackte Gurke
- ½ Schalotte, gehackt
- 1 TL gehackter Koriander
- Frisch gemahlener schwarzer Pfeffer
- Prise Meersalz

Zubereitung

1. Die Schnittkanten der Avocado mit Zitronensaft bestreichen und die Hälften auf einen Teller legen.
2. Krabbenfleisch, Frischkäse, Paprika, Gurke, Schalotte, Koriander, Salz und Pfeffer in einer mittelgroßen Schüssel gut vermischen.
3. Die Avocadohälften mit der Krabbenmasse füllen und im Kühlschrank bis zu 2 Tage mit Frischhaltefolie bedeckt aufbewahren.

Abendessen

Hamburger mit Hähnchen und Speck

Kalorien 374 | Fett 33 g | Protein 18 g | Kohlenhydrate 3

Zutaten

- 400 g Geflügelhackfleisch
- 8 Speckscheiben, gehackt
- 30 g Mandelmehl
- 1 TL gehacktes frisches Basilikum
- ¼ TL Meersalz
- Prise frisch gemahlener schwarzer Pfeffer
- 2 EL Kokosöl
- 4 große Salatblätter
- 1 Avocado, geschält, entsteint und in Streifen geschnitten

Zubereitung

1. Den Ofen auf 180° C vorheizen. Ein Backblech mit Pergamentpapier auslegen und beiseitestellen.
2. Geflügelfleisch, Speck, Mandelmehl, Basilikum, Salz und Pfeffer in einer mittelgroßen Schüssel mischen.
3. Die Mischung zu 6 gleichen Frikadellen formen.
4. Kokosöl in einer großen Pfanne bei mittlerer bis starker Hitze erhitzen.
5. Die Frikadellen auf beiden Seiten braun anbraten (insgesamt ca. 6 Minuten).
6. Die Frikadellen auf das Backblech legen und ca. 15 Minuten backen, bis sie vollständig durchgegart sind.
7. Auf je einem Salatblatt servieren und mit den Avocadoscheiben belegen.

Mittwoch

Frühstück

Erdnussbutter-Smoothie

2 Portionen
Kalorien 486 | Fett 40 g | Protein 30 g | Kohlenhydrate 6 g

Zutaten

- 240 g Wasser
- 180 ml Kokoscreme
- 1 Messlöffel Proteinpulver (Schokoladen- oder Vanillege-schmack)
- 2 EL Erdnussbutter (Natur; ohne Zusätze)
- 3 Eiswürfel

Zubereitung

1. Wasser, Kokoscreme, Proteinpulver, Erdnussbutter und Eis in einen Mixer geben und zu einer homogenen Masse verarbeiten.
2. In 2 Gläser füllen und servieren.

Mittagessen

Tomatensalat mit Speck

4 Portionen
Kalorien 228 | Fett 18 g | Protein 1 g | Kohlenhydrate 4 g

Zutaten

* 2 EL geschmolzenes Speckfett
* 2 EL Rotweinessig
* Frisch gemahlener schwarzer Pfeffer
* 4 Tassen zerkleinerter Salat
* 1 gehackte Tomate
* 6 Speckscheiben, gekocht und gehackt
* 2 hartgekochte Eier, gehackt
* 1 EL geröstete, ungesalzene Sonnenblumenkerne
* 1 TL geröstete Sesamsamen
* 1 gekochte Hähnchenbrust, in Scheiben geschnitten

Zubereitung

1. Das Speckfett und den Essig in einer mittelgroßen Schüssel zu einer homogenen Masse verrühren. Mit schwarzem Pfeffer würzen.
2. Salat und Tomate in die Schüssel geben und das Gemüse mit dem Dressing vermischen.
3. Den Salat auf 4 Teller verteilen und mit jeweils gleichen Mengen Speck, Ei, Sonnenblumenkernen, Sesam und Hühnerfleisch belegen.

Abendessen

Gebackener Lachs mit Mandel-Cremesauce

2 Portionen

Kalorien 522 | Fett 44 g | Protein 28 g | Kohlenhydrate 2,4 g

Zutaten

Mandel-Cremesauce

- *3 EL gehobelte Mandeln*
- *2 EL Mandelmilch (ggf. zum Verdünnen der Sauce)*
- *100 g Frischkäse*
- *Salz nach Belieben*

Fischfilets

- *1 Lachsfilet (ca. 400 g.)*
- *1 TL Kokosöl*
- *1 EL Zitronenschale*
- *1 TL Salz*
- *weißer Pfeffer, nach Belieben*

Zubereitung

1. *Den Lachs zubereiten: Den Lachs in zwei Hälften schneiden. Zitronenschale, Salz und Pfeffer mischen und auf den Lachs streichen. Im Kühlschrank 20 Minuten ruhen lassen, damit die Gewürze einziehen können. In der Zwischenzeit den Ofen auf 150° C vorheizen.*

2. *Etwas Kokosöl in eine ofenfeste Antihaft-Pfanne geben und erhitzen. Den Fisch auf beiden Seiten einige Minuten lang anbraten. Mit Mandeln bestreuen und im Ofen 10 bis 15 Minuten backen.*

3. *Die Pfanne aus dem Ofen nehmen und den Fisch auf einen separaten Teller geben.*

4. *Frischkäse in die Pfanne geben und erhitzen. Den Fischbrandsaft mit dem Käse zu einer geschmackvollen Sauce verbinden. Bei Bedarf etwas Mandelmilch in die Sauce geben.*

5. *Die Sauce auf den Fisch gießen. Am besten heiß servieren.*

Donnerstag

Frühstück

Avocado mit Eiern

4 Portionen
Kalorien 324 | Fett 25 g | Protein 19 g | Kohlenhydrate 8 g

Zutaten

- 2 Avocados, längs halbiert und entsteint
- 4 große Eier
- 1 (120 g) Hühnerbrust, gekocht und zerkleinert
- 60 g Cheddar-Käse
- Meersalz
- Frisch gemahlener Pfeffer

Zubereitung

1. Den Ofen auf 220° C vorheizen.
2. Jede Avocadohälfte mit einem Löffel aushöhlen, bis das Loch etwa doppelt so groß ist wie das Original.
3. Die Avocadohälften in eine Auflaufform von 20 x 20 cm mit der hohlen Seite nach oben legen.
4. Je ein Ei in jede Vertiefung schlagen und das gehackte Hühnerfleisch gleichmäßig in die Avocadohälften verteilen. Mit dem Käse bestreuen und mit Salz und Pfeffer würzen.
5. Die Avocados backen, bis die Eier gar sind (ca. 15 bis 20 Minuten).

Mittagessen

Cheddar-Blumenkohlsuppe

8 Portionen
Kalorien 227 | Fett 21 g | Protein 8 g | Kohlenhydrate 4 g |
Ballaststoffe 2 g

Zutaten

- *50 g Butter*
- *½ süße Zwiebel*
- *1 Kopf Blumenkohl*
- *1 l würzige Hühnerbrühe*
- *½ TL gemahlene Muskatnuss*
- *240 g Schlagsahne*
- *Meersalz*
- *Frisch gemahlener schwarzer Pfeffer*
- *100 g geriebener Cheddar-Käse*

Zubereitung

1. *Butter in einen großen Topf geben und bei mittlerer Hitze schmelzen lassen.*
2. *Zwiebel und Blumenkohl dazugeben und zart anbraten.*
3. *Hühnerbrühe und Muskatnuss in den Topf geben und zum Kochen bringen.*
4. *Die Hitze auf ein Minimum reduzieren und köcheln lassen, bis das Gemüse sehr weich ist (ca. 15 Minuten).*
5. *Den Topf vom Herd nehmen, die Schlagsahne unterrühren und die Suppe mit einem Stabmixer oder einer Küchenmaschine zu einer homogenen Masse verarbeiten.*
6. *Die Suppe mit Salz und Pfeffer abschmecken und mit dem Cheddar-Käse garnieren.*

Hinweis: Die Hälfte des Rezepts für morgen aufheben!

Abendessen

Kabeljaufilet mit Gemüse aus der Alufolie

3 Portionen

Kalorien 339 | Fett 19 g | Protein 35 g | Kohlenhydrate 5 g

Zutaten

- *500 g Kabeljau (oder jeder andere weiße Fisch)*
- *1 rote Paprika, in Scheiben geschnitten*
- *6 Kirschtomaten, halbiert*
- *1 Lauch (kleine Größe; nur der weiße Teil, in Scheiben geschnitten)*
- *¼ Zwiebel, in Scheiben geschnitten*
- *½ Zucchini, in Scheiben geschnitten*
- *1 Knoblauchzehe, gehackt*
- *2 EL Oliven*
- *30 g Butterstückchen*
- *2 EL Olivenöl*
- *½ Zitrone in Scheiben geschnitten, nach Belieben*
- *Korianderblätter, nach Belieben (optional)*
- *Salz und Pfeffer nach Belieben*

Zubereitung

1. *Den Ofen auf 200° C vorheizen.*
2. *Zucchini, Lauch, Zwiebel, Paprika und Zitrone in Scheiben schneiden, Tomaten halbieren, Knoblauch zerkleinern.*
3. *Das gesamte Gemüse auf ein mit Alufolie ausgelegtes Backblech geben.*
4. *Den Fisch in mundgerechte Stücke schneiden und zum Gemüse geben. Mit Salz und Pfeffer würzen, mit Olivenöl beträufeln und die Butterstückchen gleichmäßig darüber verteilen.*
5. *Die Folie zusammenfalten und darauf achten, dass die Ränder rundherum fest verschlossen sind. Für 35 - 40 Minuten backen.*
6. *Kann mit Aioli oder einer anderen Low-Carb-Sauce deiner Wahl serviert werden.*

Freitag

Frühstück

Low-Carb Crêpes

2 Portionen
Kalorien 162 | Fett 14 g | Protein 8 g | Kohlenhydrate 1 g

Zutaten

Teig

- 60 g Frischkäse (Doppelrahm)
- 2 Eier

Belag

- ½ Tasse gemischte Beeren
- 2 TL Schlagsahne

Zubereitung

1. Den Frischkäse in einem Topf oder in der Mikrowelle erwärmen, so dass er weich und leicht zu mischen ist.
2. Mit einem Stabmixer oder Schneebesen 2 Eier nacheinander in den Frischkäse einrühren und zu einem homogenen Ganzen verbinden. Die Mischung mit Gewürzen verfeinern (optional).
3. Eine Pfanne erhitzen, mit etwas Kochspray besprühen und die Crêpes zubereiten.
4. Optional: Du kannst Schlagsahne, Erdbeeren, Beeren, griechischen Joghurt, ein wenig Ahornsirup und Zimt hinzufügen, um die Crêpes zu versüßen. Achte darauf, dass der tägliche Kalorienbedarf und die Makros nicht überschritten werden.

Mittagessen

Cheddar-Blumenkohlsuppe

(Reste vom Vorabend)

Abendessen

Gebackene Schweinelende mit Senfsauce

Optional: Pilze und Camembert
6 Portionen
Kalorien 368 | Fett 29 g | Protein 25 g | Kohlenhydrate 2 g

Zutaten

- 1 (900 g) Schweinelende ohne Knochen
- Meersalz
- Frisch gemahlener schwarzer Pfeffer

- 3 EL Olivenöl
- 350 g Schlagsahne
- 3 EL körniger Senf

Zubereitung

1. Den Ofen auf 190° C vorheizen.
2. Die Schweinelende mit Meersalz und Pfeffer einreiben.
3. Olivenöl in eine große Pfanne geben und bei mittlerer Hitze erhitzen.
4. Den Braten in der Pfanne von allen Seiten (insgesamt ca. 6 Minuten) braun anbraten und in eine Auflaufform geben.
5. Backen, bis ein Fleischthermometer, das an der dicksten Stelle des Bratens eingesetzt wird, eine Temperatur von 70° C anzeigt (nach ca. 1 Stunde).
6. Etwa 15 Minuten vor Ende der Garzeit einen kleinen Topf bei mittlerer Hitze erhitzen und die geschlagene Sahne und den Senf unterrühren.
7. Die Sauce unter ständigem Rühren zum Kochen bringen, dann die Hitze auf ein Minimum reduzieren. Die Sauce ca. 5 Minuten köcheln lassen, bis sie kräftig und vollmundig ist. Die Pfanne vom Herd nehmen und beiseitestellen.
8. Das Schweinefleisch vor dem Schneiden 10 Minuten stehen lassen und mit der Sauce servieren.

Hinweis: Eine Portion des Rezepts für morgen aufbewahren!

Samstag

Frühstück

Frühstücks-Auflauf

8 Portionen

Kalorien 303 | Fett 24 g | Protein 17 g | Kohlenhydrate 4 g

Zutaten

- 1 EL Olivenöl, plus extra zum Einfetten der Auflaufform
- 400 g Wurst
- 8 große Eier
- 300 g gekochter Spaghettikürbis
- 1 EL gehackter frischer Oregano
- Meersalz
- Frisch gemahlener schwarzer Pfeffer
- 60 g geriebener Cheddar-Käse

Zubereitung

1. Den Ofen auf 190° C vorheizen. Eine 20 x 30 cm große Auflaufform leicht mit Olivenöl einfetten und beiseitestellen
2. Olivenöl in eine große Pfanne geben und bei mittlerer Hitze erhitzen.
3. Die Wurst ca. 5 Minuten goldbraun braten. Während die Wurst brät, Eier, Kürbis und Oregano in einer mittelgroßen Schüssel mischen. Mit Salz und Pfeffer würzen und beiseitestellen.
4. Die Bratwurst in die Eiermasse einrühren und in die Auflaufform einfüllen.
5. Mit Käse bestreuen und die Auflaufform lose mit Alufolie abdecken.
6. 30 Minuten backen, dann die Folie entfernen und weitere 15 Minuten backen.
7. Den Auflauf vor dem Servieren 10 Minuten ruhen lassen.

Mittagessen

Gebratene Schweinelende mit Senfsauce

(Reste vom Vorabend)

Abendessen

Hähnchen mit Zitronen-Butter

4 Portionen

Kalorien 294 | Fett 26 g | Protein 12 g | Kohlenhydrate 3 g

Zutaten

- 4 Hähnchenschenkel mit Knochen und Haut
- Meersalz
- Frisch gemahlener schwarzer Pfeffer
- 2 EL Butter, aufgeteilt
- 2 TL gehackter Knoblauch
- 120 ml würzige Hühnerbrühe
- 100 g Schlagsahne
- Saft aus ½ Zitrone

Zubereitung

1. Den Ofen auf 200° C vorheizen.
2. Die Hähnchenschenkel mit etwas Salz und Pfeffer würzen.
3. 1 EL Butter in eine große, ofenfeste Pfanne geben und bei mittlerer Hitze erhitzen.
4. Die Hähnchenschenkel auf beiden Seiten goldbraun braten (insgesamt ca. 6 Minuten). Die Schenkel auf einen Teller geben und beiseitestellen.
5. Die restliche Butter (1 EL) zugeben und den Knoblauch ca. 2 Minuten glasig dünsten.
6. Hühnerbrühe, Schlagsahne und Zitronensaft einrühren.
7. Die Sauce zum Kochen bringen und dann die Hähnchenschenkel in die Pfanne geben.
8. Die Pfanne in den Ofen stellen, abdecken und ca. 30 Minuten schmoren, bis das Fleisch gar ist.

Sonntag

Frühstück

Keto-Pancakes

Macht 12 Pancakes
Kalorien 78 | Protein 2,5 g | Kohlenhydrate 1,5 g

Zutaten

- 3 EL Kokosmehl
- 3 EL saure Sahne
- 50 g Butter, weichgemacht
- 4 Eier
- 1 TL Backpulver
- 1 TL Vanilleextrakt
- 1 EL Streusüße (z. B. Xucker)
- 60 ml Wasser

Zubereitung

1. Alle trockenen Zutaten in einer Schale vermischen und beiseitestellen.
2. Sauerrahm mit Butter, Vanilleextrakt und Wasser in einer großen Schüssel mischen. Die Mischung mit einem Stabmixer auf hoher Stufe für 2 Minuten aufschlagen. Ein Ei nach dem anderen zugeben und weiter schaumig schlagen
3. Mit trockenen Zutaten füllen und für 3 Minuten unterrühren.
4. Eine Antihaft-Pfanne leicht einfetten und bei mittlerer bis starker Hitze erhitzen.
5. Den Teig mit einem großen Löffel in die Pfanne geben und 2 Minuten garen oder bis die Bläschen verschwinden. Wenden und für eine weitere Minute garen.

Mittagessen

Cheddar-Blumenkohlsuppe

(Reste vom Vorabend)

Abendessen

Paprika-Hähnchen

4 Portionen

Kalorien 389 | Fett 30 g | Protein 25 g | Kohlenhydrate 4 g

Zutaten

- 4 (je 120 g) Hähnchenbrüste
- Meersalz
- Frisch gemahlener schwarzer Pfeffer
- 1 TL Olivenöl
- ½ Tasse gehackte süße Zwiebel
- 100 g Schlagsahne
- 2 TL geräuchertes Paprikapulver
- 100 g saure Sahne
- 2 EL gehackte frische Petersilie

Zubereitung

1. Das Hühnerfleisch mit etwas Salz und Pfeffer würzen.
2. Olivenöl in eine große Pfanne geben und bei mittlerer Hitze erhitzen.
3. Das Hühnerfleisch auf beiden Seiten braten, bis es fast gar ist (insgesamt ca. 15 Minuten). Das Fleisch auf einen Teller geben.
4. Die Zwiebel in die Pfanne geben und ca. 4 Minuten anbraten.
5. Sahne und Paprika unterrühren und die Flüssigkeit zum Kochen bringen.
6. Das Hühnerfleisch und die angesammelten Säfte in die Pfanne zurückgeben und ca. 5 Minuten köcheln lassen, bis es vollständig gar ist.
7. Sauerrahm unterrühren und die Pfanne vom Herd nehmen.
8. Mit Petersilie bestreut servieren.

Snack-Ideen

Wenn du in den ersten zwei Wochen nach einer Mahlzeit zu irgendeinem Zeitpunkt Hunger verspürst, kannst du dich mit Snacks versorgen, sofern du darauf achtest, deine täglichen Makros nicht zu überschreiten. Auf den folgenden Seiten findest du einen Abschnitt speziell für Snacks. Mit diesen nahrhaften, Keto-freundlichen Snack-Ideen kannst du deinen Hunger und Appetit stillen!

Wenn du zu den Menschen gehörst, die morgens einfach nicht essen können, kannst du gerne das Frühstück (oder Mittag- oder Abendessen) durch einen Smoothie ersetzen. Auf den folgenden Seiten findest du einige optionale Smoothie-Rezepte.

Achte darauf, dass die Snacks deiner Wahl einen möglichst sehr niedrigen Kohlenhydratanteil haben. Im Internet finden sich viele Lebensmittellisten oder Low-Carb-Tabellen zum Ausdrucken. Um eine schnelle Übersicht und eine Orientierung über die wichtigsten Informationen zu erhalten, ist es sinnvoll, am Kühlschrank eine entsprechende Liste anzubringen.

Nachfolgend einige Vorschläge und Ideen für Keto-freundliche Snacks.

Hartgekochte Eier

Diese können z. B. zusammen mit Vollfett-Mayonnaise, etwas Salz und Pfeffer als Basis für einen leckeren Eiersalat zubereitet werden.

Käse und Feinkost-Fleisch

Feinkostläden bieten eine fast unbegrenzte Auswahl. Aus verschiedenen Käse- und Fleischspezialitäten können verschiedenste Köstlichkeiten für eine gesunde und herzhafte Zwischenmahlzeit zubereitet und verfeinert werden.

Trockenfleisch / Dörrfleisch

Wähle Dörrfleisch ohne Natriumnitrit oder Pökelsalz. Du kannst es auch selbst herstellen.

Speck-Wraps

Wickle gebratenen Speck um Gemüse wie Spargel oder Käse.

Gemüsestäbchen

Für einen schnellen Snack kann das geschnittene Gemüse im Kühlschrank aufbewahrt werden. Zum Dippen in Ranch- oder Blauschimmelkäse-Dressing, Streichkäse oder andere fettreiche Dressings.

Gefüllte Eier

Die Eier mit Fleisch, Gemüse oder gehackten Nüssen füllen. Das Eigelb mit fetthaltigen Garnierungen wie Mayo, Senf, Ölen oder Dressings anrichten.

Gefüllte Pilze

Portobello und Cremini-Pilze sind sehr ballaststoffreich. Sie sind robust und eignen sich ideal zum Verfeinern mit einer Füllung. Du kannst sie mit Essensresten füllen oder frische Zutaten wie Gemüse, Käse-Speck-Spinat und Knoblauch probieren.

Samen, Kerne und Nüsse

Erdnüsse, Macadamianüsse, Mandeln und Walnüsse sind großartige Knabbereien. Achte nur auf die Nährwertangaben, damit du nicht zu viele Kohlenhydrate oder Kalorien zu dir nimmst.

Eine halbe Avocado mit geschnittenen Tomaten

Mit Olivenöl beträufeln oder mit Ranch-Dressing verfeinern.

Zartbitterschokolade

Genieße diesen Snack in Maßen, also nur einmal pro Woche oder zu besonderen Anlässen.

Mousse au Chocolat

Um eine Low Carb Mousse au Chocolat herzustellen, einen TL ungesüßtes Kakaopulver mit Vanille und 3 EL Schlagsahne mischen. Mit einem Handmixer zu einem herrlichen, genussvollen Snack mixen.

Schokolade

Ich persönlich kenne keine Frau, die nicht auf Schokolade steht. Schokolade ist eines der Lebensmittel, das in den meisten Ernährungsprogrammen verboten ist. Ich habe gute Nachrichten: Als Teil der ketogenen Ernährung ist es dir erlaubt, Schokolade zu genießen. Du wirst sogar dazu ermutigt, sie zu genießen. Natürlich gibt es einige Vorbehalte gegen den Verzehr von Schokolade.

Lass uns einen Blick auf die gesundheitlichen Vorteile von dunkler Schokolade werfen und prüfen, wie sie sich in unseren neuen Diätplan integrieren lässt.

Dunkle Schokolade enthält wertvolle Nährstoffe, die einen positiven Einfluss auf die allgemeine Gesundheit haben können. Studien zeigen, dass dunkle Schokolade (nicht der zuckerhaltige Schokoladenriegel) die Gesundheit verbessern und das Risiko von Herzerkrankungen senken kann. Die Kakaobohne, die aus den Samen der Frucht des Kakaobaums hergestellt wird, ist eine der wertvollsten Quellen für Antioxidantien.

Um ihre positiven Eigenschaften nutzen zu können, muss dunkle Schokolade mit einem Kakaoanteil von mindestens 85 % gekauft werden. Je höher der Kakaoanteil, desto nährstoffreicher ist die Schokolade. Kakao ist reich an Ballaststoffen und enthält viele Mineralien.

Eine 100 g Tafel Zartbitterschokolade mit einem Kakaoanteil von 70 - 85 % enthält:

- ➢ 11 g Ballaststoffe
- ➢ 67 % des empfohlenen Tagesbedarfs (RDI) für Eisen
- ➢ 58 % des RDI für Magnesium
- ➢ 89 % des RDI für Kupfer
- ➢ 98 % des RDI für Mangan

Darüber hinaus ist sie reich an Kalium, Phosphor, Zink und Selen.

Natürlich sind 100 Gramm eine riesige Portion und nicht die Menge, die du pro Tag zu dir nehmen solltest. Der Kaloriengehalt dieser Menge Zartbitterschokolade liegt bei etwa 600 und enthält auch eine moderate Menge an Zucker.

Wir Frauen sehnen uns oft nach einem Stück Schokolade, deshalb empfehle ich dir, kleine Stücke dunkler Schokolade als gelegentlichen Snack zu genießen. Hochwertige Zartbitterschokolade ist reich an Ballaststoffen und enthält eine Vielzahl wertvoller Antioxidantien (weit mehr als die meisten anderen Lebensmittel, einschließlich Blaubeeren und Acai-Beeren).

Hier kommt dein gesunder Menschenverstand ins Spiel. Schokolade in dieser Form ist nicht für den täglichen Verzehr geeignet, aber einmal pro Woche, wenn du das dringende Bedürfnis nach einem „verführerischen" Leckerbissen hast, ist es durchaus akzeptabel, die wohltuenden Eigenschaften dieser nährstoffreichen Schokoladenvariante zu genießen.

Die Änderung unserer Ernährung und das Streben nach einem gesunden Lebensstil dürfen und werden uns nicht dazu bringen, alles aufzugeben und auf alles zu verzichten, was uns Freude bereitet. Es ist nicht angebracht, sich zurückzulehnen und sich süchtig machenden Freuden hinzugeben. In Maßen genossen, kann dunkle Schokolade jedoch helfen, uns auf Kurs zu halten.

Menüplane

Das Wissen um deine persönlichen Bedürfnisse in Bezug auf die Makros ist im Zusammenhang mit der ketogenen Ernährung von zentraler Bedeutung. Es ist wichtig, dass du dich mit Makro-Rechnern vertraut machst, deine Tagesziele festlegst und schließlich deine persönlichen Tages- (oder Wochen-) Pläne entwirfst. Dies ist wahrscheinlich der anspruchsvollste Teil deiner Keto-Reise. Deshalb ist es wichtig, dass du lernst, wie man Lebensmitteletiketten richtig liest und auf die Nährwertangaben und den tatsächlichen Kohlenhydratgehalt achtet, bevor du deine Lieblingsrezepte zubereitest.

Um dir bei dieser Aufgabe zu helfen, habe ich einige Beispiel-Menüpläne zusammengestellt, die du für die Praxis verwenden kannst!

Diese Menüs sind Keto-freundlich und sollten den Anforderungen fast aller gerecht werden. Jetzt bist du an der Reihe, sie zu prüfen! Als zusätzlichen Bonus habe ich eine Reihe von Rezepten zusammengestellt, die meine persönlichen Favoriten sind und die du ausprobieren kannst. Ich hoffe, sie schmecken dir genauso gut wie mir.

Keine Sorge. Am Anfang machen wir uns nicht allzu viel Gedanken über die Begrenzung der Kalorien. Falls du Probleme bei der Bestimmung der Makros haben solltest, benutze einfach die MyFitnessPal-App (oder eine andere App deiner Wahl).

Menüplan 1

Montag

Frühstück   Griechischer Joghurt mit Chia-Samen und Walnüssen

Snack   Dörrfleisch (ohne Zuckerzusatz)

Mittagessen   Blumenkohlreis

Snack   Schnittkäse

Abendessen   Roastbeef mit sautierten Champignons und Zucchini

Dienstag

Frühstück   Spinat-Omelett mit Feta-Käse

Snack   Spargel im Speckmantel

Mittagessen   Hähnchenflügel mit Sellerie-Stäbchen

Snack   Kakao-Kokosmilch-Smoothie

Abendessen   Gegrilltes Hähnchen mit Paprika und Tomaten

Mittwoch

Frühstück   Rührei-Salatwickel mit Avocado und Koriander

Snack   Nüsse

Mittagessen   Grünkohl-Salat mit Hähnchen und Olivenöl-Dressing

Snack   Guacamole mit Paprika

Abendessen   Steak mit Blumenkohlreis

Donnerstag

Frühstück	Brombeer-Protein-Shake mit Grünkohl und Mandelbutter
Snack	Zucchini-Parmesan-Chips
Mittagessen	Hähnchensticks in Mandelpanade mit Gemüse und Käse
Snack	Gefüllte Eier mit Speck und Käse
Abendessen	Garnelen mit Zitronen-Butter-Sauce und Spargel

Freitag

Frühstück	Spiegeleier mit Speck und einer Gemüsebeilage
Snack	½ Tasse Kokos-Chips
Mittagessen	Hamburger im Blattsalat mit Avocado und Beilagensalat
Snack	Selleriestäbchen in Mandelbutter getaucht
Abendessen	Hackbraten auf einem Bett aus Brunnenkressen-Salat

Samstag

Frühstück	Gebackenes Ei in Avocado
Snack	Macadamianüsse
Mittagessen	Grüner Salat mit Thunfisch
Snack	Schnittkäse oder kalt geschnittene Putenrouladen
Abendessen	Chinesisches Rindfleisch mit Brokkoli

Sonntag

Frühstück	Griechischer Kokos-Joghurt mit Kürbiskernen
Snack	Knusprige Käse-Chips
Mittagessen	Salatwickel mit Hähnchen
Snack	Erdnussbutter Fat Bombs
Abendessen	Gegrillter Lachs mit Blumenkohlreis

Menüplan 2

Montag

Frühstück	3 Eier-Omelette mit Spinat, Käse und Würstchen
Mittagessen	Tomatensalat mit Speck
Abendessen	Gebackener Lachs mit Spargel

Dienstag

Frühstück	Eier-Muffins
Mittagessen	Hüttenkäse, Walnüsse, Heidelbeeren mit scharfer Sauce
Abendessen	Hackbraten mit Spinatsalat

Mittwoch

Frühstück	Spiegeleier mit Speck
Mittagessen	Spinatsalat
Abendessen	Burger mit Käsefüllung (ohne Brötchen)

Donnerstag

Frühstück   *Gebackenes Ei in Avocado*

Mittagessen   *Salatwickel mit Hähnchen und Hummus*

Abendessen   *Käse-Steak-Auflauf*

Freitag

Frühstück   *Bulletproof Coffee*

Mittagessen   *Salatwickel mit geschnittenem Schinken, Käse und Mayo*

Abendessen   *Steak mit Brokkoli*

Samstag

Frühstück   *Burenwurst mit Rühreiern*

Mittagessen   *Thunfischsalat im Salatwickel*

Abendessen   *Hähnchenflügel mit Ranch-Dressing (Dip-Sauce)*

Sonntag

Frühstück   *Keto-Pancakes*

Mittagessen   *Thunfischsalat-Sandwich mit Keto-Tassenbrot*

Abendessen   *Krakauer Wurst mit grünem Paprika und Zwiebeln*

Alternative Keto-Rezepte

Frühstück und Smoothies

Mandel-Heidelbeer-Muffins

Für 10 Muffins
Pro Muffin: Kalorien 167 g | Fett 14 g | Protein 5,6 g |
Kohlenhydrate 3,6 g

Zutaten

- 2 Eier
- 100 g frische Heidelbeeren
- 30 g Leinsamenmehl
- 50 g gehobelte Mandeln
- 1 EL Mandelbutter
- 120 ml ungesüßte Mandelmilch

- 100 g Mandelmehl
- 1 EL Backpulver
- 2 EL Butter (geschmolzen)
- 1 EL Olivenöl
- 60 g Zuckerersatz (z. B. Xucker light), nach Geschmack
- 1 TL Vanilleextrakt

Zubereitung

1. Während der Ofen auf 180° C vorgeheizt wird, 2 Eier mit Xucker in einer Rührschüssel ca. 5 Minuten schlagen, bis eine leichte und luftige Masse entsteht.
2. Backpulver, Mandelmehl, Mandelbutter, Mandelmilch und Leinsamenmehl in die Eiermasse geben. Dann die geschmolzene Butter, den Vanilleextrakt und das Olivenöl dazugeben. Die Zutaten gut unterrühren.
3. Die gehobelten Mandeln mit den frischen Heidelbeeren vorsichtig unterheben.
4. Eine Muffin- oder Cupcake-Form vorbereiten und den Teig einfüllen. Mit zusätzlichen gehobelten Mandeln überziehen.
5. Die Muffins für ca. 18 Minuten backen oder bis sie fertig sind.
6. Aus dem Ofen nehmen und genießen.

Champignon-Frittata

6 Portionen
Pro Portion: Kalorien 316 | Fett 27 g | Protein 16 g |
Kohlenhydrate 1 g

Zutaten

- 2 EL Olivenöl
- 80 g in Scheiben geschnittene frische Champignons
- 30 g zerkleinerter Spinat
- 6 Speckscheiben, gekocht und gehackt
- 10 große Eier, schaumig geschlagen
- 80 g zerbröckelter Ziegenkäse
- Meersalz
- Frisch gemahlener schwarzer Pfeffer

Zubereitung

1. Den Ofen auf 180° C vorheizen.
2. Olivenöl in eine große, ofenfeste Pfanne geben und bei mittlerer Hitze erhitzen.
3. Die Champignons ca. 3 Minuten braten.
4. Spinat und Speck dazugeben und braten, bis der Spinat verwelkt ist (ca. 2 Minuten).
5. Die Eier dazugeben und 3 bis 4 Minuten garen. Die Ränder der Frittata mit einem Spatel anheben, damit das ungekochte Ei unter sie fließen kann.
6. Den zerbröckelten Ziegenkäse auf die Frittata streuen und mit etwas Salz und Pfeffer würzen.
7. Backen, bis die Frittata ausgehärtet und leicht braun geworden ist (ca. 15 Minuten).
8. Die Frittata aus dem Ofen nehmen und 5 Minuten ruhen lassen.
9. In 6 Stücke schneiden und sofort servieren.

Artischocken-Omelett mit Speck

4 Portionen

Pro Portion: Kalorien 435 | Fett 39 g | Protein 17 g | Kohlenhydrate 5 g

Zutaten

- 6 Eier, schaumig geschlagen
- 2 EL Schlagsahne
- 8 Speckscheiben, gekocht und gehackt
- 1 EL Olivenöl
- ¼ Tasse gehackte Zwiebeln
- ½ Tasse gehackte Artischockenherzen (konserviert)
- Meersalz
- Frisch gemahlener schwarzer Pfeffer

Zubereitung

1. *Eier, Schlagsahne und Speck in einer kleinen Schüssel mischen und beiseitestellen.*
2. *Olivenöl in eine große Pfanne geben und bei mittlerer Hitze erhitzen.*
3. *Die Zwiebeln zart dünsten (ca. 3 Minuten).*
4. *Die Mischung in die Pfanne gießen und 1 Minute lang umrühren.*
5. *Das Omelett garen und die Ränder mit einem Spatel anheben, damit das ungekochte Ei unter das Omelett fließen kann (ca. 2 Minuten).*
6. *Die Artischockenherzen drüberstreuen und das Omelett wenden. Weitere 4 Minuten garen, bis das Ei fest ist. Das Omelett noch einmal wenden, so dass die Artischockenherzen obenauf liegen.*
7. *Vom Herd nehmen, das Omelett vierteln und mit Salz und schwarzem Pfeffer würzen.*
8. *Heiß servieren.*

Zimt-Mandelbutter Smoothie

1 Portion
Kalorien 326 | Fette 27 g | Protein 19 g | Kohlenhydrate 11 g

Zutaten

- *350 ml ungesüßte Nussmilch*
- *1 Messlöffel Kollagenpeptide*
- *2 EL Mandelbutter*
- *½ TL Zimt*
- *15 Tropfen Stevia-Extrakt*
- *1/8 TL Mandel-Extrakt*
- *1/8 TL Salz*
- *6-8 Eiswürfel*

Zubereitung

Alle Zutaten in einen Mixer geben und 30 Sekunden lang mixen oder bis eine homogene Konsistenz erreicht ist.

Bulletproof Coffee

1 Portion

Kalorien 148 | Protein 0 g | Fett 14 g | Kohlenhydrate unter 1 g

Zutaten

- *240 ml frisch gebrühter Kaffee*
- *1 TL Kokosöl*
- *1 EL Butter, ungesalzen*
- *¼ TL Vanilleextrakt*
- *Einige Tropfen Stevia-Extrakt*

Zubereitung

1. *Alle Zutaten in einen Mixer geben und auf hoher Stufe ca. 20 Sekunden lang schaumig rühren.*
2. *Sofort genießen.*

Bulletproof Schoko-Smoothie

2 Portionen

Pro Portion: Kalorien 30 | Fett 0 g | Protein 0 g | Kohlenhydrate unter 1 g

Zutaten

- *300 ml frisch gebrühter Kaffee, mindestens 15 Minuten abkühlen lassen*
- *60 ml gefiltertes Wasser*
- *2 Messlöffel Kollagen-Proteinpulver (Schokoladen- oder Vanillegeschmack)*
- *6-8 Eiswürfel*

Zubereitung

1. *Kaffee, Wasser und Proteinpulver zu einer homogenen Masse verrühren, bis die gewünschte Konsistenz erreicht ist. Die Eiswürfel unterrühren.*
2. *In einem Becher mit Strohhalm servieren.*

Erdbeer-Avocado-Smoothie

1-2 Portion(en)
Pro Portion: Kalorien 156 | Fett 7 g | Protein 3 g |
Kohlenhydrate 7 g

Zutaten

- *1 Tasse frische Erdbeeren, entstielt*
- *½ mittelgroße, reife Avocado, geschält*
- *30 g Babyspinat*
- *240 ml ungesüßte Mandelmilch*
- *1-2 TL Zuckerersatz (z. B. Xucker)*
- *6-8 Eiswürfel*

Zubereitung

1. *Alle Zutaten in den Mixer geben und zu einer homogenen Masse verarbeiten.*
2. *Nach dem Mixen abschmecken, die Süße entsprechend anpassen und je nach Geschmack mit weiteren Erdbeeren oder einem Zuckerersatz ergänzen.*
3. *Sofort servieren.*

Grüner Beeren-Smoothie

2 Portionen
Pro Portion: Kalorien 436 | Fett 36 g | Protein 28 g |
Kohlenhydrate 6 g

Vielleicht wirst du von der ungewöhnlichen Farbe dieses Smoothies überrascht sein. Er hat eine grünlich-braune Farbe, schmeckt aber ähnlich wie Himbeer-Käsekuchen. Grünkohl ist eine ideale Ergänzung für einen Smoothie, da er einen weniger dominanten Geschmack hat als manch anderes grünes Gemüse. Neben Vitamin K enthält Grünkohl auch einen sehr hohen Anteil an Vitamin A und C.

Zutaten

- 240 ml Wasser
- 60 g Himbeeren
- 60 g zerkleinerter Grünkohl
- 150 g Frischkäse
- 1 EL Kokosöl
- 1 Messlöffel Proteinpulver (Vanillegeschmack)

Zubereitung

1. Wasser, Himbeeren, Grünkohl, Frischkäse, Kokosöl und Proteinpulver in einen Mixer geben und zu einer homogenen Masse verarbeiten.
2. In 2 Gläser füllen und sofort servieren.

Heidelbeer-Spinat-Smoothie

2 Portionen
Pro Portion: Kalorien 353 | Fett 32 g | Protein 15 g |
Kohlenhydrate 6 g

Heidelbeeren haben eine der höchsten Mengen an Antioxidantien überhaupt. Sie gehören zu den beliebtesten Beeren in Deutschland. Eine Handvoll dieser Frucht in einem Smoothie am Morgen liefert die wertvollen Vitamine K und C sowie Magnesium und Kupfer. Bio-Beeren sind besonders zu empfehlen, da sie einen höheren Gehalt an Antioxidantien haben als konventionell angebaute Früchte.

Zutaten

- 240 ml Kokosmilch
- 30 g Spinat
- ½ Gurke, gehackt
- 70 g Heidelbeeren
- 2 EL Kokosöl
- 1 Messlöffel Proteinpulver (neutraler Geschmack)
- 4 Eiswürfel
- 2 Zweige Minze zum Garnieren

Zubereitung

1. Kokosmilch, Spinat, Gurke, Heidelbeeren, Proteinpulver, Kokosöl und Eis in einen Mixer geben und zu einer homogenen Masse verarbeiten.
2. In 2 Gläser füllen, mit je einem Zweig Minze garnieren und sofort servieren.

Vorspeisen und Snacks

Queso Dip

4 Portionen
Pro Portion: Kalorien 213 | Fett 19 g | Protein 10 g |
Kohlenhydrate 2 g

Zutaten

- 120 ml Kokosmilch
- ½ Jalapeño, entkernt und gehackt
- 1 TL gehackter Knoblauch
- ½ TL Zwiebelpulver
- 60 g Ziegenkäse
- 170 g harter Cheddar-Käse, gerieben
- ¼ TL Cayennepfeffer

Zubereitung

1. Kokosmilch, Jalapeño, Knoblauch und Zwiebelpulver in einen mittelgroßen Topf geben.
2. Die Flüssigkeit zum Kochen bringen und dann den Ziegenkäse unterrühren, bis er weich ist.
3. Cheddar-Käse und Cayennepfeffer dazugeben und verrühren, bis der Dip eindickt (30 Sekunden bis 1 Minute).

Gefüllte Eier mit Speck und Käse

Macht 12 Stück

Pro Portion (2 Stück): Kalorien 85 | Fett 7 g | Protein 6 g |
Kohlenhydrate 2 g

Hart gekochte Eier sind ein idealer Snack und eine gute Ergänzung zu vielen Rezepten wie Salaten oder Vorspeisen. Zu Beginn der Woche können ein Dutzend hart gekochte Eier vorbereitet und im Kühlschrank aufbewahrt werden, so dass sie bei Bedarf sofort verwendet werden können.

Zutaten

- *6 große Eier, hart gekocht und geschält*
- *50 g Mayonnaise*
- *¼ Avocado, geschält, entsteint und gehackt*
- *½ TL Dijon-Senf*
- *30 g Schweizer Käse, fein gerieben*
- *6 Speckscheiben, gekocht und gehackt*
- *Frisch gemahlener schwarzer Pfeffer*

Zubereitung

1. *Jedes der Eier in Längsrichtung halbieren.*
2. *Das Eigelb vorsichtig entfernen und in eine mittelgroße Schüssel geben. Die weißen Hälften auf einen Teller mit der hohlen Seite nach oben legen.*
3. *Die Eigelbe mit einer Gabel zerdrücken und Mayonnaise, Avocado, Käse und Dijon-Senf zugeben. Alles gut verrühren und zusammenfügen. Die Eigelb-Masse mit schwarzem Pfeffer würzen.*
4. *Die Eigelb-Masse zurück in das Ei löffeln und die einzelnen Eierhälften mit dem gehackten Speck belegen.*
5. *Sofort genießen oder bis zu 1 Tag in einem luftdichten Behälter im Kühlschrank aufbewahren.*

Parmesan-Cracker

Macht 8 Stück
Pro Portion: Kalorien 133 | Fett 11 g | Protein 11 g |
Kohlenhydrate 1 g

Parmesan eignet sich besonders gut für eine ketogene Ernährung, vor allem mit etwas Butter. Der Käse verwandelt sich in große, knusprig-goldene Cracker, die das Bedürfnis nach einer reichhaltigen, schmackhaften Leckerei befriedigen.

Zutaten

- *1 TL Butter*
- *220 g vollfetter Parmesan, zerkleinert oder frisch gerieben*

Zubereitung

1. *Den Ofen auf 200° C vorheizen.*
2. *Ein Backblech mit Pergamentpapier auslegen und leicht mit Butter einfetten.*
3. *Den geriebenen Parmesankäse in kleinen Haufen auf das Backblech löffeln.*
4. *Die Haufen mit der Rückseite eines Löffels gleichmäßig und flach ausbreiten.*
5. *Die Cracker backen, bis die Kanten braun sind und die Mitte noch hell ist (ca. 5 Minuten).*
6. *Das Blech aus dem Ofen nehmen und die Cracker mit einem Spatel auf Papiertücher legen. Die Oberseite mit zusätzlichen Küchentüchern vorsichtig abtupfen und vollständig abkühlen lassen.*
7. *In einem verschlossenen Behälter im Kühlschrank bis zu 4 Tage aufbewahren.*

Parmesan-Chips mit Tomatenscheiben

3 Portionen
Pro Portion: Kalorien 147 | Fett 10 g | Protein 13 g |
Kohlenhydrate 2 g

Zutaten

- *5 EL (100 g) frisch geriebener Parmesan*
- *1/8 TL Chilipulver, nach Belieben*
- *1/8 TL schwarzer Pfeffer, nach Belieben*
- *½ kleine Tomate, dünn geschnitten*

Zubereitung

1. *Den Ofen auf 200° C vorheizen und den Parmesan auf der Seite mit den feinen Schlitzen einer Küchenreibe reiben.*
2. *Chilipulver und schwarzem Pfeffer untermischen.*
3. *1 EL der Mischung auf Backpapier geben und gleichmäßig ausbreiten. Diesen Vorgang wiederholen, bis kein Parmesan mehr übrig ist.*
4. *Die Parmesan-Chips ca. 5 Minuten im Ofen backen, (die Backzeit ist sehr kurz).*
5. *Die Hälfte der Tomate in sehr dünne Scheiben schneiden und auf die Chips setzen. Weitere 2 Minuten backen.*

Zwiebel-Käse-Muffins

4 Portionen
Pro Portion: Kalorien 193 | Fett 17 g | Protein 6 g |
Kohlenhydrate 5 g | Ballaststoffe 2 g

Dieser Snack ist besonders einfach zuzubereiten und eignet sich ideal für das Frühstück oder eine schnelle Zwischenmahlzeit.

Zutaten

- 30 g Colby-Jack- oder Monterey-Jack-Käse, gerieben
- 30 g Schalotten, gehackt
- 100 g Mandelmehl
- 1 Ei
- 3 EL geschmolzene Butter
- 3 EL saure Sahne
- ½ TL Salz

Zubereitung

1. Für 6 Muffins eine Muffinform mit 6 Papier-Backförmchen auskleiden. Beiseitestellen und den Ofen auf 180° C vorheizen.
2. Abwechselnd trockene und nasse Zutaten in eine Schüssel geben und immer wieder umrühren. Mit einem Spatel gut vermischen, bis eine homogene Masse entsteht.
3. Den Teig in die vorbereitete Muffinform gießen.
4. m Backofen ca. 20 Minuten goldbraun backen.
5. In einem luftdichten Behälter aufbewahren.

Käse-Blumenkohl Knabberstangen

4 Portionen
Pro Portion: Kalorien 217 | Fett 16 g | Protein 14 g |
Kohlenhydrate 4 g

Zutaten

- 1 Blumenkohl (kleiner Kopf)
- 1 EL Butter
- 2 Eier
- 1 TL Rosmarin
- 1 TL Oregano
- 2 Knoblauchzehen, gehackt
- 1 EL Mandelmehl
- 200 g Mozzarella, gehackt
- Salz und Pfeffer nach Belieben

Zubereitung

1. Den Blumenkohl gründlich waschen und trocknen. Die Blätter entsorgen und den Kohl in Röschen schneiden.
2. In eine Küchenmaschine geben und vorsichtig verarbeiten, bis feine Stücke (Reiskorngröße) zurückbleiben.
3. Blumenkohlreis, Butter, Mandelmehl, Rosmarin, Oregano, Eier und 130 g (ca. 2/3) Mozzarella in einer Schüssel mischen. Mit einem Rührlöffel umrühren, bis alles gut vermischt ist.
4. Die Teigmasse gleichmäßig auf ein mit Backpapier ausgelegtes Backblech auftragen.
5. Mit dem Rest des Mozzarella-Käses bedecken.
6. Im Ofen bei 150° C ca. 20 Minuten backen. Die Backzeit kann variieren, je nachdem, ob der Belag knusprig oder saftig sein soll.
7. Sobald der Käse goldfarben ist, aus dem Ofen nehmen. Einige Minuten abkühlen lassen und dann vom Backpapier ablösen.
8. In Scheiben schneiden und servieren.

Grünkohl-Chips

6 Portionen

Pro Portion: Kalorien 148 | Fett 13 g | Kohlenhydrate 6 g | Protein 6 g

Zutaten

- 400 g Grünkohl
- 1 bis 2 TL Salz
- 2 EL Butter
- 50 g Speckfett

Zubereitung

1. Den Grünkohl von den Stielen und groben Rippen befreien und die Blätter in 5 cm große Stücke reißen.
2. Die Grünkohlblätter gründlich waschen und in einer Salatschleuder trocknen.
3. Die Butter in eine Pfanne mit dem Speckfett geben und bei schwacher Hitze aufwärmen. Salz zugeben und gut umrühren.
4. Beiseite legen und abkühlen lassen.
5. Den Grünkohl in einen Reißverschlussbeutel verpacken und die abgekühlte, flüssige Mischung aus Speckfett und Butter hineinfüllen.
6. Den Reißverschlussbeutel schließen und die Grünkohlblätter mit der Butter-Mischung sanft schütteln. Die Blätter sollten durch einen gleichmäßigen Fettfilm einen glänzenden Farbton annehmen.
7. Die Grünkohlblätter auf ein Backblech geben und nach Belieben mit Salz bestreuen.
8. Im vorgeheizten Backofen bei 180° C 25 Minuten backen oder bis die Blätter beginnen braun und knusprig zu werden.
9. Abkühlen lassen, in die empfohlenen Portionen teilen und in einem luftdichten Behälter aufbewahren.

Keto-Studentenfutter

8 Portionen

Pro Portion: Kalorien 184 | Fett 14 g | Protein 4 g |
Kohlenhydrate 13 g

Zutaten

* 60 g gesalzene Kürbiskerne
* 60 g gesplitterte Mandeln
* 80 g geröstete Pekannusshälften
* 80 g ungesüßte Cranberries
* 80 g geröstete Kokosraspel, ungesüßt

Zubereitung

1. Die Mandeln und Pekannüsse in eine Pfanne geben. 2-3 Minuten rösten und abkühlen lassen.
2. Nach dem Abkühlen alle Zutaten in einem großen, wiederverschließbaren Plastikbeutel mischen.
3. Schließen und kräftig schütteln.
4. In die empfohlenen Portionen teilen und luftdicht aufbewahren.

Fisch und Geflügel

Fisch mit Zucchini-Pommes

2 Portionen
Pro Portion: Kalorien 463 | Fett 26 g | Protein 49 g |
Kohlenhydrate 6 g

Zutaten

Für die Chips:

- ½ EL Olivenöl
- 1 mittelgroße Zucchini
- Salz und Pfeffer nach Belieben

Für den Fisch:

- 350 g Kabeljau (oder jeder andere weiße Fisch)
- Öl zum Frittieren
- 50 g Mandelmehl
- ¼ TL Zwiebelpulver

Für die Sauce:

- 2 EL Dill-Gurken Relish (Würzsauce)
- ¼ EL Currypulver
- 100 g Mayonnaise
- ½ TL Paprikapulver
- 40 g geriebener Parmesan
- 1 Ei
- Salz und Pfeffer nach Belieben

Zubereitung

1. *Für die Sauce einfach alle Zutaten in einer Schüssel mischen und beiseitestellen.*

2. *Pergamentpapier auf ein Backblech legen und den Ofen auf 200° C vorheizen. Die Zucchini in dünne Stäbchen schneiden, mit Öl bestreichen und auf dem Backblech verteilen. Mit einer Prise Salz und Pfeffer würzen. Ca. 30 Minuten backen oder bis die Zucchini-Stäbchen goldbraun werden.*

3. *Während die Zucchini gebacken werden, das Ei in einer Schüssel schlagen und gut verquirlen.*

4. *Auf einem separaten Teller den geriebenen Parmesan, das Mandelmehl und die restlichen Gewürze mischen.*

5. *Den Fisch in 2 x 2 cm große Stücke schneiden. In die Mehlmischung geben und rollen. In das geschlagene Ei tauchen und mit Mehl bestreuen, um die Stücke zu bedecken.*

6. *Einen tiefen Topf bei ca. 180° C auf die Herdplatte stellen. Das Öl eine Weile erhitzen, dann den Fisch auf jeder Seite drei Minuten braten. Sobald er goldbraun wird, vom Herd nehmen, aber darauf achten, dass der Fisch durchgegart ist.*

7. *Auf einen Servierteller geben und mit den gebackenen Zucchini-Fritten und der Sauce servieren. Du kannst auch jede andere Keto-freundliche Sauce deiner Wahl verwenden.*

Würstchen-Auflauf mit Garnelen

4 Portionen
Pro Portion: Kalorien 323 | Fett 24 g | Protein 20 g |
Kohlenhydrate 6 g

Zutaten

- 2 EL Olivenöl
- 180 g Chorizo-Wurst, in Würfel geschnitten
- 200 g (16 bis 20 Stück) Garnelen, geschält und entdarmt
- ½ kleine süße Zwiebel, gehackt
- 1 TL gehackter Knoblauch
- 60 m würzige Hühnerbrühe
- Prise rote Chiliflocken
- 1 rote Paprika, gehackt

Zubereitung

1. Olivenöl in eine große Pfanne geben und bei mittlerer Hitze erhitzen.
2. Die Wurst warm anbraten (ca. 6 Minuten).
3. Garnelen hinzufügen und so lange braten, bis sie undurchsichtig und gerade gar sind (ca. 5 Minuten).
4. Die Wurst und die Garnelen in eine Schüssel geben und beiseitestellen.
5. Paprika, Zwiebel und Knoblauch in die Pfanne geben und ca. 4 Minuten braten.
6. Die Hühnerbrühe, die Bratwurst und die Garnelen in die Pfanne geben.
7. Die Flüssigkeit zum Kochen bringen und 3 Minuten köcheln lassen.
8. Rote Chiliflocken unterrühren und servieren.

Jakobsmuscheln mit Kräuterbutter

4 Portionen
Pro Portion: Kalorien 306 | Fett 24 g | Protein 19 g |
Kohlenhydrate 4 g

Zutaten

- *400 g Jakobsmuscheln, gereinigt*
- *Frisch gemahlener schwarzer Pfeffer*
- *8 EL Butter, geteilt*
- *2 TL gehackter Knoblauch*
- *Saft aus 1 Zitrone*
- *2 TL gehacktes frisches Basilikum*
- *1 TL gehackter frischer Thymian*

Zubereitung

1. *Die Jakobsmuscheln mit Papiertüchern trocken tupfen und leicht mit Pfeffer würzen.*
2. *2 EL Butter in eine große Pfanne geben und bei mittlerer Hitze erhitzen.*
3. *Die Jakobsmuscheln in der Pfanne gleichmäßig, aber nicht zu dicht anordnen und auf jeder Seite goldbraun braten (ca. 3 Minuten pro Seite).*
4. *Die Jakobsmuscheln auf einem Teller geben und beiseitestellen.*
5. *Die restlichen 6 EL Butter in die Pfanne geben und den Knoblauch ca. 3 Minuten glasig dünsten.*
6. *Zitronensaft, Basilikum und Thymian unterrühren und die Jakobsmuscheln wieder in die Pfanne legen und mit der Sauce bedecken.*
7. *Sofort servieren.*

Heilbutt mit Zitrusbutter-Sauce

4 Portionen
Pro Portion: Kalorien 319 | Fett 26 g | Protein 22 g |
Kohlenhydrate 2 g

Zutaten

- 4 (je 140 g) Heilbuttfilets, 2 cm dick
- Meersalz
- Frisch gemahlener Pfeffer
- 30 g Butter
- 2 EL gehackter Knoblauch
- 1 Schalotte, gehackt
- 3 EL trockener Weißwein
- 1 EL frisch gepresster Orangensaft
- 1 EL frisch gepresster Zitronensaft
- 2 TL gehackte frische Petersilie
- 2 TL Olivenöl

Zubereitung

1. Den Fisch mit Papiertüchern trocken tupfen und die Filets leicht mit Salz und Pfeffer würzen. Auf einem mit Papiertüchern ausgelegten Teller beiseitestellen.
2. Butter in einen kleinen Topf bei mittlerer Hitze geben und schmelzen lassen.
3. Knoblauch und Schalotte ca. 3 Minuten braten.
4. Weißwein, Zitronensaft und Orangensaft unterrühren, die Sauce zum Kochen bringen und ca. 2 Minuten weiterkochen, bis sie leicht eindickt.
5. Die Sauce vom Herd nehmen, die Petersilie unterrühren und beiseitestellen.
6. Olivenöl in eine große Pfanne geben und bei mittlerer Hitze erhitzen.
7. Den Fisch in der Pfanne braten, bis er leicht braun wird und gerade gar ist, dabei einmal wenden (insgesamt ca. 10 Minuten).
8. Die Fischfilets mit je einem EL Sauce anrichten.

Gefüllte Hühnerbrust

4 Portionen
Pro Portion: Kalorien 389 | Fett 30 g | Protein 25 g |
Kohlenhydrate 3 g

Zutaten

*   *1 EL Butter*
*   *40 g gehackte süße Zwiebel*
*   *100 g Ziegenkäse, bei Raumtemperatur*
*   *40 g Kalamata-Oliven, gehackt*
*   *40 g geröstete rote Paprika, gehackt*
*   *2 EL gehacktes frisches Basilikum*
*   *4 (je 140 g) Hühnerbrustfilets, mit Haut*
*   *2 EL natives Olivenöl extra*

Zubereitung

1. *Den Ofen auf 200° C vorheizen.*
2. *Die Butter in einer kleinen Pfanne bei mittlerer Hitze schmelzen lassen und die Zwiebel dazugeben. Etwa 3 Minuten braten.*
3. *Die Zwiebel in eine mittelgroße Schüssel geben und den Käse, die Oliven, die rote Paprika und das Basilikum hinzufügen. Gut umrühren und ca. 30 Minuten im Kühlschrank stehen lassen.*
4. *In jedes Filetstück vorsichtig eine Tasche einschneiden, gleichmäßig mit der Füllung ausfüllen und mit Zahnstochern, Rouladennadeln oder einem Faden verschließen.*
5. *Olivenöl in eine große, ofenfeste Pfanne geben und bei mittlerer Hitze erhitzen.*
6. *Die Filets auf beiden Seiten braun anbraten (insgesamt ca. 10 Minuten).*
7. *Die Pfanne in den Ofen stellen und backen, bis das Fleisch gerade gar ist (ca. 15 Minuten). Zahnstocher entfernen und servieren.*

Kokos-Hähnchen

4 Portionen
Pro Portion: Kalorien 382 | Fett 31 g | Protein 23 g |
Kohlenhydrate 5 g

Zutaten

- 2 EL Olivenöl
- 4 (je 120 g) Hühnerbrustfilets, in 5 cm große Stücke geschnitten
- 80 g gehackte süße Zwiebel
- 240 ml Kokosmilch
- 1 EL Currypulver
- 1 TL gemahlener Kreuzkümmel
- 1 TL gemahlener Koriander
- 20 g gehackter frischer Koriander

Zubereitung

1. Olivenöl in einen großen Topf bei mittlerer bis starker Hitze erhitzen.
2. Die Hühnerbrustfilets auf beiden Seiten braten, bis sie fast gar sind (insgesamt ca. 10 Minuten).
3. Die Zwiebel dazugeben und weitere 3 Minuten anbraten.
4. Kokosmilch, Currypulver, Kreuzkümmel und Koriander in einer mittelgroßen Schüssel mischen.
5. Die Sauce in den Topf geben und aufkochen lassen.
6. Die Hitze reduzieren und köcheln lassen, bis das Fleisch zart ist und die Sauce eingedickt ist (ca. 10 Minuten).
7. Die Hühnerbrustfilets mit der Sauce servieren und mit Koriander garnieren.

Chicken Wings mit Chili-Aioli

4 Portionen
Pro Portion: Kalorien 330 | Fett 56 g | Protein 42 g |
Kohlenhydrate 2 g

Zutaten

- 900 g Hähnchenflügel oder Hähnchenkeulen

Marinade

- 2 EL Olivenöl oder Kokosöl
- 2 EL Weißweinessig
- 1 EL Tomatenmark
- 1 EL Salz
- 1 TL Paprikapulver
- 1 EL Tabasco

- Butter oder Olivenöl zum Einfetten der Auflaufform

Chili-Aioli

- 150 g Mayonnaise
- 1 EL geräuchertes Paprikapulver oder geräuchertes Chilipulver
- 1 Knoblauchzehe, gehackt

Zubereitung

1. Den Ofen auf 230° C vorheizen.
2. Die Hähnchenflügel in einen Plastikbeutel geben.
3. Die Zutaten für die Marinade in einer kleinen Schüssel mischen und in den Plastikbeutel füllen. Den Beutel gut schütteln und 10 Minuten bei Raumtemperatur marinieren.
4. Eine Auflaufform mit Öl bestreichen. Die Hähnchenflügel in die Auflaufform geben und 30-40 Minuten backen oder bis sie gar sind und eine schöne Farbe angenommen haben.
5. Mayonnaise, Knoblauch und Chili (Chili-Aioli) mischen. Die Chili-Aioli zusammen mit den Chicken Wings anrichten und warm servieren.

Fleisch

Rindersteak mit Blauschimmelkäse-Butter

4 Portionen
Pro Portion: Kalorien 544 | Fett 44 g | Protein 35 g |
Kohlenhydrate 0 g

Zutaten

- 6 EL Butter (Raumtemperatur)
- 120 g Blauschimmelkäse
- 1 EL Olivenöl

- 4 (je 140 g) Sirloin-Steaks oder Rumpsteaks (Raumtemperatur)
- Meersalz
- Frisch gemahlener schwarzer Pfeffer

Zubereitung

1. Die Butter in einen Mixer geben und etwa 2 Minuten schaumig und cremig rühren.
2. Den Käse hinzufügen und unterrühren, bis er gerade eingearbeitet ist.
3. Die Buttermasse auf ein Stück Frischhaltefolie löffeln und zu einem Stamm von ca. 3,5 cm Durchmesser rollen.
4. Butter ca. 1 Stunde abkühlen lassen, bis sie vollständig ausgehärtet ist.
5. Butter in 1 cm dicke Scheiben schneiden und auf einen Teller im Kühlschrank stellen, bis die Steaks servierfertig sind. Die übrig gebliebene Butter bis zu 1 Woche im Kühlschrank aufbewahren.
6. Die Steaks mit dem Olivenöl einreiben und mit Salz und Pfeffer würzen.
7. Steaks grillen, bis sie die gewünschte Konsistenz erreicht haben (ca. 6 Minuten auf jeder Seite für Medium).
8. Die Steaks 10 Minuten ruhen lassen, mit je einer Scheibe Butter bestreichen und serviert.

Rinderfilet im Speckmantel

4 Portionen
Pro Portion: Kalorien 565 | Fett 49 g | Protein 28 g |
Kohlenhydrate 0 g

Der volle Geschmack der Speckwickel verbindet sich mit dem Rinderfilet zu einem vollmundigen, salzigen Geschmack.

Zutaten

- 4 (je 120 g) Rinderfiletsteaks
- Frisch gemahlener schwarzer Pfeffer
- 8 Speckscheiben
- 1 EL natives Olivenöl extra
- Meersalz

Zubereitung

1. Den Ofen auf 230° C vorheizen.
2. Die Steaks mit Salz und Pfeffer würzen.
3. Jedes Steak mit 2 Scheiben Speck umwickeln und den Speck mit Zahnstochern fixieren.
4. Olivenöl in eine große Pfanne geben und bei mittlerer Hitze erhitzen.
5. Die Steaks 4 Minuten auf jeder Seite in der Pfanne braten und dann auf ein Backblech geben.
6. Die Steaks bis zur gewünschten Konsistenz backen (ca. 6 Minuten für Medium).
7. Steaks aus dem Ofen nehmen und 10 Minuten ruhen lassen.
8. Die Zahnstocher entfernen und servieren.

Italienische Burger

4 Portionen
Pro Portion: Kalorien 441 | Fett 37 g | Protein 22 g |
Kohlenhydrate 4 g

In den meisten Fällen ist es der Belag, der den vollen Geschmack des Burgers zur Geltung bringt. Diesen herzhaften Burger kannst du mit deinen Lieblingszutaten wie Speck, Avocado, Tomaten- oder Zwiebelscheiben belegen und verfeinern. Aus all diesen Zutaten lässt sich ein riesiger und saftiger Burger zaubern!

Zutaten

- *500 g mageres Hackfleisch*
- *30 g Mandelmehl*
- *2 EL gehacktes frisches Basilikum*
- *1 TL gehackter Knoblauch*
- *¼ TL Meersalz*
- *1 EL Olivenöl*
- *1 Tomate, in 4 dicke Scheiben geschnitten*
- *¼ süße Zwiebel, dünn geschnitten*

Zubereitung

1. *Hackfleisch, Mandelmehl, Basilikum, Knoblauch und Salz in einer mittelgroßen Schüssel mischen.*
2. *Die Fleischmischung zu vier gleich großen Fleischklößchen formen und diese bis zu einer Dicke von etwa 1 cm eindrücken.*
3. *Olivenöl in eine große Bratpfanne geben und bei mittlerer bis starker Hitze erhitzen.*
4. *Die Burger in der Pfanne braten, bis sie gar sind, einmal wenden (insgesamt ca. 12 Minuten).*
5. *Überschüssiges Fett mit einem Papiertuch abtupfen und die Burger mit einer Scheibe Tomate und Zwiebel servieren.*

Cheeseburger-Auflauf

6 Portionen
Pro Portion: Kalorien 410 | Fett 33 g | Protein 20 g |
Kohlenhydrate 3 g

Zutaten

- *500 g mageres Hackfleisch*
- *80 g gehackte süße Zwiebel*
- *2 TL gehackter Knoblauch*
- *180 g geriebener gereifter Cheddar, aufgeteilt*
- *1 große Tomate, gehackt*
- *1 TL gehacktes frisches Basilikum*
- *¼ TL Meersalz*
- *Frisch gemahlener schwarzer Pfeffer*
- *60 g Schlagsahne*

Zubereitung

1. *Den Ofen auf 180° C vorheizen*
2. *Hackfleisch in eine große Pfanne geben und bei mittlerer bis starker Hitze erhitzen*
3. *Das Rindfleisch ca. 6 Minuten braten, Zwiebel und Knoblauch unterrühren und ca. 4 Minuten garen, bis das Gemüse weich ist.*
4. *Das Fleisch und das Gemüse in eine Auflaufform von 20 x 20 cm geben.*
5. *120 g des geriebenen Käses, Schlagsahne, Tomate, Basilikum, Salz und Pfeffer in einer mittelgroßen Schüssel gut vermischen.*
6. *Die Käse-Sahne-Mischung über die Rindfleischmischung gießen und mit den restlichen 60 g geriebenem Käse bedecken.*
7. *Den Auflauf backen, bis der Käse geschmolzen und leicht braun geworden ist (ca. 30 Minuten).*

Hackbraten mit Speckkruste

4 Portionen
Pro Portion: Kalorien 1038 | Fett 90 g | Protein 48 g |
Kohlenhydrate 6 g

Zutaten

- 2 EL Butter
- 1 Zwiebel, fein gehackt
- 700 g Hackfleisch
- 60 g Schlagsahne
- 60 g geriebener Käse
- 200 g in Scheiben geschnittener Speck
- 1 Ei
- 1 EL getrockneter Oregano
- 1 TL Meersalz
- ½ TL schwarzer Pfeffer
- 140 g Schlagsahne (für die Sauce)
- ½ EL Sojasauce (opt.)

Zubereitung

1. Den Ofen auf 200° C vorheizen
2. Die Zwiebel glasig dünsten.
3. Das Hackfleisch in einer Schüssel mischen. Alle anderen Zutaten außer dem Speck hinzufügen. Gut mischen, aber nicht zu stark einarbeiten.
4. In eine Backform füllen und mit dem Speck bedecken
5. Etwa 45 Minuten backen. Wenn der Speck zu garen beginnt, noch bevor das Fleisch gar ist, mit Alufolie abdecken und die Hitze ein wenig reduzieren.
6. Die Säfte, die sich in der Auflaufform ansammeln, aufheben und zu einer Sauce verarbeiten. Die Säfte und die geschlagene Sahne in einer kleinen Pfanne verrühren.
7. Zum Kochen bringen und bei schwacher Hitze 10 bis 15 Minuten köcheln lassen, bis die richtige Konsistenz erreicht ist. Die Sojasauce kann als zusätzliche Geschmacksnote hinzugefügt werden.
8. Dazu frischen, gekochten Brokkoli oder Blumenkohl mit Butter, Salz und Pfeffer servieren.

Keto-Käsesteak-Auflauf

4 Portionen
Pro Portion: Kalorien 806 | Fett 68 g | Protein 40 g |
Kohlenhydrate 9 g

Zutaten

- *120 g Butter*
- *300 g Champignons*
- *1 Zwiebel*
- *2 grüne Paprikaschoten*
- *500 g Ribeye Steak, in feine Scheiben geschnitten*
- *1 Knoblauchzehe*
- *4 EL ungesüßte Marinara-Sauce*
- *1 EL italienische Gewürze*
- *1 TL Chiliflocken*
- *200 g geriebener Provolone Käse*
- *Salz und Pfeffer*
- *½ TL Olivenöl zum Aufträufeln*
- *Grünes Blattgemüse zum Garnieren*

Zubereitung

1. *Den Ofen auf 230° C vorheizen.*
2. *Champignons in Scheiben schneiden oder hacken. Zwiebel und Paprika fein hacken.*
3. *Das Gemüse in Butter anbraten, bis es leicht zart ist. Beiseitelegen.*
4. *Das Fleisch in Scheiben schneiden und in der gleichen Pfanne braten. Knoblauch und Gewürze hinzufügen. Mit Salz und Pfeffer würzen.*
5. *Das Gemüse wieder in die Pfanne geben und unterrühren.*
6. *Das Ganze in eine gefettete Auflaufform geben und mit dem Käse bestreuen.*
7. *15 bis 20 Minuten oder so lange backen, bis der Auflauf goldbraun wird.*
8. *Mit Marinara-Sauce beträufeln und mit Blattgemüse und Olivenöl servieren.*

Balsamico-Rinderbraten (Slow Cooker)

4 Portionen
Pro Portion: Kalorien 355 | Protein 59 g | Fett 10 g |
Kohlenhydrate 8 g

Zutaten

- 800 g Rinderbraten
- 240 ml Rinderbrühe
- 1 EL Stevia-Granulat
- 1 EL Sojasauce
- 1 EL Worcestershire-Sauce
- 4 Knoblauchzehen, gehackt
- ¼ TL rote Chiliflocken

Zubereitung

1. Rinderbraten in den Slow-Cooker geben.
2. Alle anderen Zutaten in einer Rührschüssel vermischen und über den Braten gießen.
3. 6 bis 8 Stunden im Slow Cooker ruhen lassen.
4. Sobald das Fleisch gar ist, aus dem Slow Cooker nehmen und zerschneiden.
5. Jede Portion kann mit einem Löffel Sauerrahm und gehackten Frühlingszwiebeln verfeinert werden.

Lammkoteletts auf griechische Art

4 Portionen
Pro Portion: Kalorien 457 | Protein 63 g | Fett 9 g |
Kohlenhydrate 4 g

Zutaten

- *1 EL schwarzer Pfeffer*
- *1 EL getrockneter Oregano*
- *1 EL gehackter Knoblauch*
- *2 EL Zitronensaft*
- *Olivenöl-Kochspray oder 2 TL natives Olivenöl extra*
- *2 TL Meersalz*
- *8 (je 120 g) Lammkoteletts*

Zubereitung

1. *Schwarzen Pfeffer, Salz, gehackten Knoblauch, Zitronensaft und Oregano in einer großen Schüssel mischen. Die Lammkoteletts in diese Mischung geben und gleichmäßig von allen Seiten einreiben.*

2. *Eine Pfanne ohne Zugabe von Öl auf hoher Stufe erhitzen. Nach einer Minute die Pfanne mit dem Kochspray beschichten und die Lammkoteletts in die Pfanne geben. Die Koteletts auf jeder Seite eine Minute lang anbraten.*

3. *Die Hitze auf mittlere Stufe reduzieren und die Koteletts 2-3 Minuten pro Seite weitergaren, bis die gewünschte Konsistenz erreicht ist.*

4. *Die Koteletts vor dem Servieren fünf Minuten lang stehen lassen.*

Asiatische Rippchen

4 Portionen
Pro Portion: Kalorien 592 | Protein 47 g | Fett 44 g |
Kohlenhydrate 6 g

Zutaten

- 900 g Querrippe vom Rind
- 240 ml Wasser
- 1 Zwiebel, in Scheiben geschnitten
- 1 EL Szechuanpfeffer
- 2 EL Currypulver
- 3 EL Kokos-Aminos (Würzsauce)
- 6 Stk. Sternanis
- 6 EL Sesamöl
- Salz und Pfeffer zum Abschmecken

Zubereitung

1. Alle Zutaten mit Ausnahme des Sesamöls in einen Instant Pot geben.
2. Die Abdeckung schließen und dabei darauf achten, dass sich der Dampfablassregler in der Stellung „Venting" (Abdampfen) befindet.
3. Die Taste „Slow Cook" drücken und die Garzeit auf 12 Stunden einstellen.
4. Nach dem Garen aus dem Topf nehmen und auf Tellern anrichten. Mit Sesamöl beträufeln und servieren.

Puten-Fleischbällchen

5 Portionen
Pro Portion: Kalorien 300 | Protein 30 g | Fett 18 g |
Kohlenhydrate 2 g

Zutaten

- *2 Eier*
- *500 g Putenhackfleisch*
- *100 g scharfe Sauce (zuckerfrei)*
- *4 EL Butter*
- *30 g Mandelmehl*
- *3 EL Blauschimmelkäse, zerbröckelt*
- *60 g schaumig-luftiger Frischkäse*

Zubereitung

1. *Ofen auf 180° C vorheizen*
2. *Putenfleisch, Frischkäse, Eier, Blauschimmelkäse und Mandel-mehl in einer Schüssel gut vermischen und gleichmäßig in 20 kleine Fleischbällchen teilen.*
3. *Die Frikadellen auf ein gefettetes Backblech legen und etwa 15 Minuten backen.*
4. *Während der Zubereitung der Fleischbällchen die Sauce her-stellen, indem die Butter und die scharfe Sauce in einer kleinen Schüssel vermischt werden.*
5. *Die Fleischbällchen aus dem Ofen nehmen und in die scharfe Sauce tauchen*
6. *Fleischbällchen wieder in den Ofen geben und weitere 15 Mi-nuten backen*
7. *Die Fleischbällchen aus dem Ofen nehmen und auf Tellern an-richten. Mit gehackten Frühlingszwiebeln oder Petersilie gar-nieren.*

Gemüse

Zucchini-Salat

6 Portionen
Pro Portion: Kalorien 312 | Protein 3 g | Fett 32 g |
Kohlenhydrate 4 g

Zutaten

- 900 g Zucchini
- 2 EL Butter oder Olivenöl
- 80 g Selleriestängel, fein geschnitten
- 60 g gehackte Frühlingszwiebeln
- 100 g Mayonnaise
- 2 EL frischer Schnittlauch, fein gehackt
- ½ EL Dijon-Senf
- Meersalz
- Pfeffer

Zubereitung

1. Zucchini schälen und in ca. 1 cm dicke Würfel schneiden. Die Kerne mit einem Löffel entfernen. In ein Sieb geben und salzen. 5 bis 10 Minuten einwirken lassen und dann das Wasser vorsichtig ausdrücken.
2. Die Würfel in Butter bei mittlerer Hitze einige Minuten lang anbraten. Sie sollten nicht braun, sondern nur leicht weich werden. Zum Abkühlen beiseitestellen.
3. Die restlichen Zutaten in einer großen Schüssel mischen und die Zucchini unterrühren.

Tipp: Die Herstellung des Salats kann 1-2 Tage im Voraus erfolgen. Die Aromen werden mit der Zeit intensiver. Zusätzlich kann ein gehacktes, hart gekochtes Ei hinzugefügt werden.

Gebackener Blumenkohl

2 Portionen
Pro Portion: Kalorien 1014 | Protein 40 g | Fett 89 g |
Kohlenhydrate 13 g

Zutaten

- 120 g Speck
- 500 g Blumenkohl
- 160 g saure Sahne
- 200 g geriebener Cheddar
- 2 EL Schnittlauch, fein gehackt
- 1 TL Knoblauchpulver
- Meersalz
- Frisch gemahlener Pfeffer

Zubereitung

1. Den Ofen auf 180° C vorheizen.
2. Den Speck in kleine Stücke schneiden und in einer heißen Pfanne knusprig braten. Das Fett zum Servieren aufsparen.
3. Den Blumenkohl in Röschen zerteilen. In leicht gesalzenem Wasser weich einkochen. Vollständig abtropfen lassen.
4. Den Blumenkohl grob hacken. Sauerrahm und Knoblauchpulver hinzufügen. Mit ¾ des Käses und dem größten Teil des fein gehackten Schnittlauchs mischen. Mit Salz und Pfeffer würzen.
5. In eine Auflaufform geben und mit dem restlichen Käse bedecken. Im Ofen 10 bis 15 Minuten backen oder bis der Käse geschmolzen ist.
6. Mit dem Speck, dem restlichen Schnittlauch und dem Speckfett garnieren.

Spinatsalat mit scharfem Speck-Dressing

4 Portionen
Pro Portion: Kalorien 344 | Protein 6 g | Fett 35 g |
Kohlenhydrate 1 g

Zutaten

Salat

- *180 g frischer Spinat*
- *2 hart gekochte Eier, gehackt*
- *60 g gehackter Speck*
- *30 g geriebener Parmesan*

Speckfett-Dressing

- *60 ml Speckfett oder Olivenöl*
- *60 ml Apfelessig*
- *1 EL Dijon-Senf*
- *Meersalz*
- *Frisch gemahlener schwarzer Pfeffer*

Zubereitung

1. *Den Spinat waschen und die harten Enden entfernen. Die Blätter trocknen. Den Spinat gleichmäßig auf vier Salatteller verteilen.*
2. *Mit hart gekochten Eiern und Speck bedecken, die gleichmäßig auf den Tellern verteilt werden. Auf Wunsch mit Parmesankäse bestreuen.*
3. *Das Speckfett in einem kleinen Topf erhitzen. Den Apfelessig und die übrigen Zutaten einrühren.*
4. *Die Salatteller mit der warmen Speckfett-Vinaigrette anrichten und sofort servieren*

Krautsalat

4 Portionen
Pro Portion: Kalorien 409 | Protein 2 g | Fett 42 g |
Kohlenhydrate 4 g

Zutaten

- *400 g Grünkohl*
- *200 g Mayonnaise*
- *½ TL Meersalz*
- *¼ TL frisch gemahlener schwarzer Pfeffer*

Zubereitung

1. *Den Grünkohl mit einem scharfen Messer, einem Mandolinen-schneider oder einer Küchenmaschine zerkleinern.*
2. *In eine Schüssel geben und Mayonnaise, Salz und Pfeffer hinzufügen. Gut umrühren und zehn Minuten stehen lassen.*

Gebackene Artischocken

10 Portionen
Pro Portion: Kalorien 108 | Protein 4 g | Fett 6 g |
Kohlenhydrate 7 g

Zutaten

- *10 kleine frische Artischocken*
- *4 EL Olivenöl (die Hälfte zum Kochen, die andere zum Backen verwenden)*
- *1 TL Meersalz*
- *Frisch gemahlener schwarzer Pfeffer*
- *Salz nach Belieben als Zusatz*

Zubereitung

1. *Den Ofen auf 180° C vorheizen*
2. *Artischocken auf eine stabile Arbeitsfläche legen. Den Stiel der Artischocke in eine Hand nehmen und die obere Hälfte der Artischocke abschneiden.*
3. *Falls vorhanden, den flauschigen Innenteil mit einem kleinen Löffel sauber entfernen.*
4. *Die Artischocke umdrehen und den Stiel abschneiden. Die untersten harten Blätter abzupfen, bis nur noch weiche Blätter übrigbleiben.*
5. *Artischocken in einen Topf geben und mit reichlich Wasser bedecken, etwas Olivenöl hinzufügen und mit Salz und Pfeffer würzen.*
6. *Zum Kochen bringen. 15 bis 20 Minuten garen, bis sich ein Blatt leicht herausziehen lässt.*
7. *Artischocken abtropfen lassen und aufrecht in eine feuerfeste Form legen.*
8. *Mit Olivenöl beträufeln und mit Salz und Pfeffer würzen.*
9. *Etwa 15 Minuten backen, bis die Artischockenböden gabelzart sind, dann servieren.*

Grüne Bohnen mit Zitronencreme

4 Portionen
Pro Portion: Kalorien 391 | Protein 3 g | Fett 40 g |
Kohlenhydrate 5 g

Zutaten

- *300 g frische grüne Bohnen*
- *80 g Butter oder Olivenöl*
- *½ TL Meersalz*
- *200 g Schlagsahne*
- *¼ TL frisch gemahlener schwarzer Pfeffer*
- *Zitronenschale von ½ Zitrone*
- *20 g frische Petersilie (optional)*

Zubereitung

1. Die Enden der grünen Bohnen abschneiden und die Bohnen abspülen.
2. Butter oder Öl in einer Pfanne erhitzen.
3. Die Bohnen bei mittlerer bis starker Hitze 3-4 Minuten anbraten, bis sie anfangen braun zu werden. Die Hitze zum Ende hin reduzieren. Nach Belieben mit Salz und Pfeffer würzen.
4. Schlagsahne zugeben und 1-2 Minuten köcheln lassen. Die Zitronenschale fein reiben und vor dem Servieren auf die grünen Bohnen streuen.
5. Vor dem Servieren fein gehackte Petersilie zugeben.

Thai-Curry mit Grünkohl

4 Portionen

Pro Portion: Kalorien 181 | Protein 3 g | Fett 14 g | Kohlenhydrate 8 g

Zutaten

- 3 EL Kokosöl
- 1 EL rote Currypaste
- 800 g gehackter Grünkohl
- 1 TL Meersalz
- 1 EL Sesamöl

Zubereitung

1. Kokosöl in einer Pfanne oder einem Wok bei großer Hitze erhitzen. Currypaste zugeben und eine Minute lang unterrühren. Den Grünkohl hinzufügen.
2. Braten, bis das Kraut goldbraun, aber immer noch leicht zäh ist. Kontinuierlich umrühren und die Hitze zum Ende hin reduzieren.
3. Mit Salz abschmecken. Sesamöl zugeben und noch 1-2 Minuten sautieren.

Brokkoli-Püree

4 Portionen
Pro Portion: Kalorien 212 | Protein 5 g | Fett 18 g |
Kohlenhydrate 7 g

Zutaten

- 700 g Brokkoli
- 4 EL frisches Basilikum oder frische Petersilie, fein gehackt
- 80 g Butter
- 1 Knoblauchzehe
- Meersalz
- Frisch gemahlener schwarzer Pfeffer

Zubereitung

1. Den Brokkoli in Röschen schneiden, den Stiel schälen und in kleine Stücke schneiden.
2. Etwa 1,5 l Wasser in einen großen Topf geben, leicht salzen.
3. Den Brokkoli nur wenige Minuten kochen, so dass er noch eine leicht feste Konsistenz behält. Das Wasser ausgießen.
4. Den Brokkoli mit den anderen Zutaten in einer Küchenmaschine oder mit einem Stabmixer pürieren.
5. Nach Belieben mit Salz und Pfeffer abschmecken. Bei Bedarf mit zusätzlichem Olivenöl oder Butter ergänzen.
6. Heiß servieren.

Gebackene Mini-Paprika

Portionen 4
Pro Portion: Kalorien 410 | Protein 12 g | Fett 37 g |
Kohlenhydrate 6 g

Zutaten

- 200 g Mini-Paprika, ca. 2 pro Portion
- 30 g luftgetrocknete Chorizo-Wurst, in dünne Scheiben geschnitten
- 1 EL frischer Thymian oder frischer Koriander
- 1 EL milde Chipotle-Paste
- 2 EL Olivenöl
- 120 g geriebener Käse
- 200 g Frischkäse

Zubereitung

1. Den Ofen auf 200° C vorheizen
2. Die Paprika in Längsrichtung teilen und den inneren Teil einschließlich der Samen entfernen.
3. Chorizo und Kräuter fein hacken.
4. Käse, Gewürze und Öl in einer kleinen Schüssel mischen. Chorizo und Kräuter hinzufügen und unterrühren.
5. Die Mischung in die Paprika füllen und in eine gefettete Auflaufform geben.
6. Mit geriebenem Käse bestreuen. 15 bis 20 Minuten im Ofen backen oder bis der Käse geschmolzen und goldbraun ist.

Zwiebelringe

4 Portionen
Pro Portion: Kalorien 323 | Protein 15 g | Fett 26 g |
Kohlenhydrate 5 g

Zutaten

- *1 große Zwiebel*
- *1 Ei*
- *100 g Mandelmehl*
- *40 g geriebener Parmesan*
- *1-2 TL Knoblauchpulver, nach Geschmack*
- *1 Prise Meersalz*
- *1 EL Olivenöl*

Zubereitung

1. *Den Ofen auf 200° C vorheizen.*
2. *Zwiebel schälen und in ca. 2 cm dicke Scheiben schneiden und diese in Ringe teilen.*
3. *Die trockenen Zutaten in einer Schüssel mischen. Das Ei in einer anderen Schüssel verquirlen.*
4. *Die Zwiebelringe nacheinander in die Ei-Masse und dann in die Mehl-Masse tauchen.*
5. *Zwiebelringe auf ein mit Pergamentpapier ausgelegtes Backblech legen.*
6. *Die Ringe mit Öl beträufeln und im Ofen 15 bis 20 Minuten backen.*

Desserts

Schoko-Muffins

2 Portionen
Pro Portion: Kalorien 230 | Protein 6 g | Fett 21 g |
Kohlenhydrate 2 g

Zutaten

- 2 EL Mandelmehl
- 1 EL Kakaopulver
- 1 EL Swerve (Zuckerersatz)
- ½ TL Backpulver
- ¼ TL Vanilleextrakt
- 1 Ei
- 1 Prise Meersalz
- 1 ½ EL flüssiges Kokosöl oder Butter
- 20 g Zartbitterschokolade (zuckerfrei)
- ½ TL Kokosöl oder Butter zum Einfetten der Tassen
- Kokoscreme (optional)

Zubereitung

1. Die trockenen Zutaten in einer kleinen Schüssel mischen. Ei und geschmolzenes Kokosöl oder Butter unterrühren. Alles zu einer homogenen Masse mischen.
2. Mit grob gehackter Schokolade mischen und in zwei gut gefettete Kaffeetassen füllen.
3. 90 Sekunden in der Mikrowelle garen. Herausnehmen und abkühlen lassen
4. Mit einem Klacks geschlagener Kokoscreme servieren.

Schokoladen-Mousse

6 Portionen
Pro Portion: Kalorien 270 | Protein 3 g | Fett 25 g |
Kohlenhydrate 6 g

Zutaten

- *150 g Schlagsahne*
- *½ TL Vanilleextrakt*
- *2 Eigelb*
- *1 Prise Meersalz*
- *80 g dunkle Schokolade mit mindestens 80 % Kakaoanteil*

Zubereitung

1. *Die Schokolade zerbrechen oder in kleine Stücke schneiden. In der Mikrowelle schmelzen (20-Sekunden-Intervalle, dazwischen umrühren). Zum Abkühlen bei Raumtemperatur beiseitestellen.*
2. *Die Sahne steif schlagen. Zum Schluss Vanille hinzufügen.*
3. *Eigelb und Salz in einer separaten Schüssel mischen.*
4. *Die geschmolzene Schokolade unter die Eigelbmasse rühren und zu einem Teig verarbeiten.*
5. *Einige EL Schlagsahne unter die Schokoladenmasse rühren, um sie etwas luftiger zu machen. Die restliche Sahne unterheben.*
6. *Den Teig in Auflaufförmchen oder Serviergläser deiner Wahl verteilen. In den Kühlschrank stellen und mindestens 2 Stunden kühl stellen. Nach Wunsch mit frischen Beeren garnieren und servieren.*

Erdbeer-Käsekuchen Fat Bombs

Portionen: 14

Pro Portion: Kalorien 67 | Protein 1 g | Fett 7 g | Kohlenhydrate 1 g

Zutaten

- 100 g Erdbeeren
- 100 g Frischkäse
- 50 g Butter
- 2 EL Erythrit-Pulver
- ½ TL Vanilleextrakt

Zubereitung

1. Frischkäse und Butter (in kleine Stücke geschnitten) in eine Rührschüssel geben. 30 bis 60 Minuten bei Raumtemperatur ruhen lassen.
2. In der Zwischenzeit die Erdbeeren waschen und die grünen Teile entfernen. In eine Schüssel geben und mit einer Gabel oder einem Mixer zu einem Püree verarbeiten.
3. Erythrit-Pulver und Vanilleextrakt hinzufügen und gut vermischen. Die Erdbeeren mit den übrigen Zutaten vermischen und sicherstellen, dass sie Raumtemperatur erreicht haben.
4. Die weiche Butter und den Frischkäse in die Schüssel geben.
5. Mit einem Handrührgerät oder einer Küchenmaschine zu einer homogenen Masse mischen.
6. Die Mischung in kleine Muffin-Silikonformen füllen. Für ca. 2 Stunden oder bis zum Aushärten in das Gefrierfach stellen.
7. Nach Fertigstellung die Fat Bombs aus den Silikonformen lösen und in eine Box legen. Im Gefrierfach aufbewahren und zu jeder Zeit genießen.

Tiramisu Mug Cake

4 Portionen

Pro Portion: Kalorien 314 | Protein 5 g | Fett 29 g |
Kohlenhydrate 12 g | Ballaststoffe 7 g

Zutaten

Cremefüllung

- *100 g Frischkäse (bei Raumtemperatur)*
- *150 g Schlagsahne*
- *2 -3 EL Erythrit*
- *1 TL Vanilleextrakt*

Für den Mug Cake (Tassenkuchen)

- *3 EL Mandelmehl*
- *2 EL Erythrit*
- *1 Ei*
- *½ TL Backpulver*

Kaffee-Likör-Mischung

- *1 Schuss Espresso*
- *1 Schuss Rum*

Kakaopulver zum Verzieren

Zubereitung

1. *Zuerst die Kaffee-Mischung zubereiten. Espresso und Rum mischen und in den Kühlschrank stellen.*

2. *Zubereitung des Tassenkuchens: Alle Zutaten in einer Tasse gut vermischen und in der Mikrowelle bei 600 Watt ca. 1 Minute backen. Den Kuchen aus der Tasse nehmen und 5 Minuten abkühlen lassen.*

3. *Den Kuchen in vier gleiche Stücke schneiden und vollständig abkühlen lassen.*

4. *Für die Creme: Frischkäse, Vanilleextrakt und Erythrit in einer Schüssel mischen. Alle Zutaten mit einem Handrührgerät mischen, bis sich der Süßstoff vollständig aufgelöst hat und eine sehr cremige Mischung entsteht.*

5. *Schlagsahne in eine separate Schüssel gießen und auf hoher Stufe (ca. 1 Minute) steif schlagen. Nicht zu lange schlagen.*

6. *Schlagsahne in die Frischkäse-Mischung geben und bei niedriger Geschwindigkeit rühren, bis der Frischkäse vollständig eingearbeitet ist. Dieser Vorgang sollte 45 Sekunden bis 1 Minute dauern.*

7. *Die Kaffee-Mischung aus dem Kühlschrank nehmen und den in Scheiben geschnittenen Mandelkuchen hineintauchen. Dabei sicherstellen, dass der Kuchen vollständig durchtränkt ist. Nun ein Stück Kuchen auf den Boden der Tasse oder des Bechers setzen und 2 EL der Cremefüllung hineinschaufeln.*

8. *Diesen Schritt wiederholen, um das Befüllen der Tiramisu-Tassen abzuschließen.*

9. *Das Dessert mit etwas ungesüßtem Kakaopulver bestäuben.*

10. *Für beste Ergebnisse vor dem Servieren 2 Stunden im Kühlschrank aufbewahren.*

Mokka-Käsekuchen

4 Portionen
Pro Portion: Kalorien 425 | Protein 6 g | Fett 33 g |
Kohlenhydrate 3,6 g

Zutaten

- *150 g Schlagsahne*
- *200 g Frischkäse (Raumtemperatur)*
- *30 g ungesüßtes Kakaopulver*
- *8 EL Swerve (Zuckerersatz), oder je nach Geschmack.*
- *1 doppelter Schuss Espresso*

Zubereitung

1. *Den Frischkäse in eine Schüssel geben und 1 Minute lang mit einem Handrührgerät schlagen, den Espresso hinzufügen und weiterrühren.*
2. *Nach und nach 1-2 EL des Süßstoffs einrühren. Die Süße in regelmäßigen Abständen abschmecken. Es ist möglicherweise nicht notwendig, die Gesamtmenge des Süßstoffs zu verwenden.*
3. *Kakaopulver hinzufügen und unterrühren.*
4. *Die Sahne in einer separaten Schüssel steif schlagen.*
5. *Die geschlagene Sahne mit einem kleinen Spatel vorsichtig unter die Mokkamasse heben.*
6. *In gleiche Portionen aufteilen.*

Frischkäse-Cookies

Portionen: 24
Portionsgröße: 2 Cookies
Pro Portion: Kalorien 106 | Protein 3 g | Fett 9 g |
Kohlenhydrate 3 g

Zutaten

- 50 g Butter, aufgeweicht
- 50 g Frischkäse, aufgeweicht
- 7 EL Erythrit, oder je nach Belieben
- 2 TL Vanilleextrakt
- 300 g Mandelmehl
- ¼ TL Meersalz
- 1 Eiklar aus einem großen Ei (L)

Zubereitung

1. Den Ofen auf 180° C vorheizen. Ein großes Backblech mit Pergamentpapier auslegen.
2. Butter, Frischkäse und Erythrit mit einem Handrührgerät schlagen, bis eine schaumige Konsistenz und helle Farbe erreicht ist.
3. Vanilleextrakt, Salz und Eiklar unterrühren.
4. Das Mandelmehl nach und nach in Portionen von etwa 50 g einrühren.
5. Mit einem mittelgroßen Cookie-Löffel / Eisportionierer Teigkugeln auf das vorbereitete Backblech schaufeln. Mit einer Handfläche plattdrücken.
6. Etwa 15 Minuten backen, bis die Ränder leicht goldfarben sind. Vor dem Servieren vollständig auskühlen lassen.

Avocado-Brownies

Portionen: 10
Pro Portion: Kalorien 680 | Protein 9 g | Fett 13 g |
Kohlenhydrate 7 g

Zutaten

- *100 g Avocado, gestampft*
- *120 g Mandelbutter*
- *3 EL Süßungsmittel (z. B. Xucker)*
- *2 EL Kakaopulver*
- *1 EL Olivenöl*
- *1 TL Vanilleextrakt*
- *80 g Zartbitter-Schokotröpfchen*
- *30 g gehackte Pekannüsse (optional)*

Zubereitung

1. *Den Ofen auf 180° C vorheizen*
2. *Die zerstampfte Avocado und die Mandelbutter in eine mittel-große Schüssel geben und verrühren, bis eine cremige, feine Konsistenz erreicht ist.*
3. *Zuckerersatz und Kakaopulver untermischen, bis die Zutaten vollständig miteinander verbunden sind.*
4. *Olivenöl und Vanilleextrakt hinzufügen. Die Mischung gründlich umrühren, bis eine homogene Masse entsteht.*
5. *Schokotröpfchen und die gehackten Pekannüsse unterheben.*
6. *Die Mischung in eine gut gefettete Backform von 20 x 20 cm füllen.*
7. *Etwa 20 bis 25 Minuten backen. Die Brownies vor dem Servieren mindestens 10 Minuten abkühlen lassen.*

Heidelbeer-Mug-Cake

2 Portionen
Pro Portion: Kalorien 345 | Protein 10 g | Fett 29 g |
Kohlenhydrate 13 g

Zutaten

- 2 EL Kokosmehl
- ½ TL Backpulver
- 30 g frische Heidelbeeren
- 1 großes Ei
- 2 EL Frischkäse
- 1 EL Butter
- 15 - 20 Tropfen Stevia-Extrakt
- ¼ TL Himalaya-Salz

Zubereitung

1. Die Butter und den Frischkäse in eine Tasse geben und in der Mikrowelle 20 Sekunden lang erhitzen. Die Masse mit einer Gabel verrühren.
2. Backpulver, Kokosmehl und Stevia hinzufügen und mit der Gabel einrühren
3. Das Ei hinzufügen und unterrühren.
4. Das Salz und die frischen Heidelbeeren hinzufügen und vorsichtig unterheben.
5. Etwa 90 Sekunden in der Mikrowelle backen.
6. Direkt aus der Tasse genießen oder auf einem Teller anrichten.

Schlusswort

Ein gesundes Gewicht zu halten ist im Alter wichtiger denn je. Gleichwohl stellt es eine viel größere Herausforderung dar. Um unsere Selbständigkeit zu erhalten und ein längeres Leben zu gewährleisten, sind jedoch Maßnahmen im Falle von Übergewicht erforderlich. Adipositas ist ein führender Risikofaktor für Typ-2-Diabetes und Herzerkrankungen. Übergewicht kann aufgrund der Belastung des unteren Rückens zu eingeschränkter Mobilität und Stabilität führen und eine zusätzliche Belastung für ein unabhängiges Leben darstellen. Es erhöht das Risiko von Atemwegserkrankungen, Arthritis und bestimmten Hautkrankheiten. Der erste Schritt bei der Planung und Schaffung eines neuen, gesünderen Lebensstils ist das Bewusstsein für die Risiken, die mit Übergewicht bei älteren Erwachsenen verbunden sind.

Da der Alterungsprozess häufig zu einem Verlust des Muskeltonus führt, sind wir möglicherweise in unserer Fähigkeit eingeschränkt, regelmäßig Sport zu treiben und unsere natürliche Beweglichkeit im Alltag aufrechtzuerhalten. Es ist jedenfalls nie zu spät, ein Trainingsprogramm zu beginnen, das zum Muskelaufbau beiträgt, den Knochenabbau reduziert und die Lebensqualität verbessert. Der Einstieg in die ketogene Ernährung und die Beibehaltung oder Einleitung eines aktiven Lebensstils durch tägliche Spaziergänge und altersgerechte Fitnessgruppen sind hervorragende Möglichkeiten, einen gesünderen Lebensstil zu entwickeln.

Gesunde Entscheidungen über die Wahl der Mahlzeiten und Snacks zu treffen, ist oft der effektivste Weg, Gewicht zu verlieren. Die gezielte Auswahl von Fetten und Proteinen anstelle von Kohlenhydraten und deren ausgewogene Zusammensetzung ist der Schlüssel zur Gewichtsabnahme. Frauen, die gesundheitliche Bedenken haben oder in ihrer Leistungsfähigkeit eingeschränkt sind, sollten vor Beginn einer ketogenen Diät oder eines anderen Diätplans ihren Arzt konsultieren. Sie sollten die Vor- und Nachteile einer solchen Lebensstiländerung abwägen. Grundsätzlich kann Gewichtsmanagement dazu beitragen, die uneingeschränkte Mobilität zu erhalten, zusätzliche Energiereserven freizusetzen und ein Gefühl der allgemeinen Zufriedenheit zu erzeugen. Dies verbessert unsere Erfolgschancen, die Dinge, die uns wichtig sind, so lange wie möglich zu tun.

Fettleibigkeit verursacht oder steht in engem Zusammenhang mit einer Vielzahl von Gesundheitsproblemen, darunter Herzkrankheiten, Schlaganfall, Diabetes, Bluthochdruck, ungesundes Cholesterin, Asthma, Schlafapnoe, Gallensteine, Nierensteine, Unfruchtbarkeit und bis zu 11 Krebsarten, darunter Leukämie, Brust- und Darmkrebs. Die sozialen und emotionalen Auswirkungen der Fettleibigkeit sind in Form von Diskriminierung, niedrigeren Löhnen, einer schlechteren Lebensqualität und einer erhöhten Anfälligkeit für Depressionen gleichermaßen ausgeprägt. Nachdem du dies vollständig verstanden hast, liegt es an dir, zu entscheiden, ob du die notwendigen Schritte einleiten und an deinen Essgewohnheiten arbeiten möchtest, um deinen Körper zu heilen.

Es werden einige Anstrengungen erforderlich sein, um die Situation wieder in ihren früheren Zustand zu versetzen. Jede Änderung unserer gewohnten Essgewohnheiten kann eine extreme Herausforderung für unseren Körper sein. Es ist ein ziemlicher Schock für das System, das sich seit Jahren auf die gleiche Weise mit Energie versorgt hat. Es wird einige Zeit dauern, sich auf diese neue Ernährung einzustellen.

Gewichtsverlust bewirkt viele Veränderungen, nicht nur in unserem Körper, sondern auch in unserem Geist. Zu wissen und zu verstehen, dass dieser Prozess nicht nur unseren Körper heilen, sondern auch unseren Charakter und unsere Seele verändern wird, sollte uns Hoffnung geben.

Während wir unseren Körper auf eine neue Art und Weise trainieren, sich selbst mit Energie zu versorgen, entwickeln sich unsere Denkprozesse und unsere Lebensweise grundlegend, und es entsteht ein erneuertes Gefühl des Wohlbefindens.

Während wir unseren Körper auf eine neue Art und Weise trainieren, sich selbst mit Energie zu versorgen, entwickeln sich unsere Denkprozesse und unsere Lebensweise grundlegend, und es entsteht ein erneuertes Gefühl des Wohlbefindens.

Verweise

Gibson AA, Seimon RV, Lee CM, et al. *Do ketogenic diets really suppress appetite? A systematic review and meta-analysis.* Obes Rev., 2015.
<https://www.ncbi.nlm.nih.gov/pubmed/25402637>.

Liu X, Zhang G, Ye X, et al. *Effects of a low-carbohydrate diet on weight loss and cardiometabolic profile in Chinese women: a randomised controlled feeding trial.* Br J Nutr. , 2013.
<https://www.ncbi.nlm.nih.gov/pubmed/23522432>.

Mellberg C, Sandberg S, Ryberg M, et al. *Long-term effects of a Palaeolithic-type diet in obese postmenopausal women: a 2-year randomized trial.* Eur J Clin Nutr., 2014.
<https://www.ncbi.nlm.nih.gov/pubmed/24473459>.

Sumithran P, Prendergast LA, Delbridge E, et al. *Ketosis and Appetite-Mediating Nutrients and Hormones After Weight Loss.* Eur J Clin Nutr., 2013.
<https://www.ncbi.nlm.nih.gov/pubmed/23632752>.

Thorning TK, Raziani F, Bendsen NT, Astrup A, Tholstrup T, Raben A. *Diets with high-fat cheese, high-fat meat, or carbohydrate on cardiovascular risk markers in overweight postmenopausal women: a randomized crossover trial.* Am J Clin Nutr., 2015.
<https://www.ncbi.nlm.nih.gov/pubmed/26178720>.

Buchempfehlungen

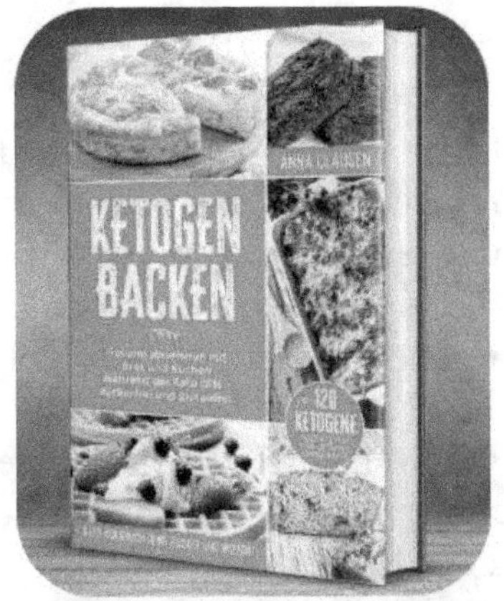

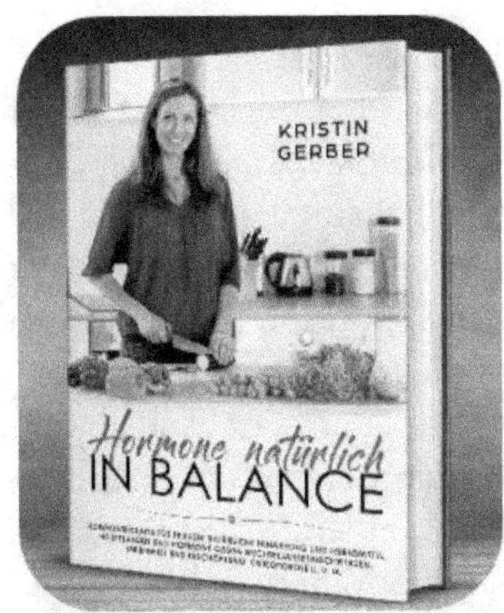

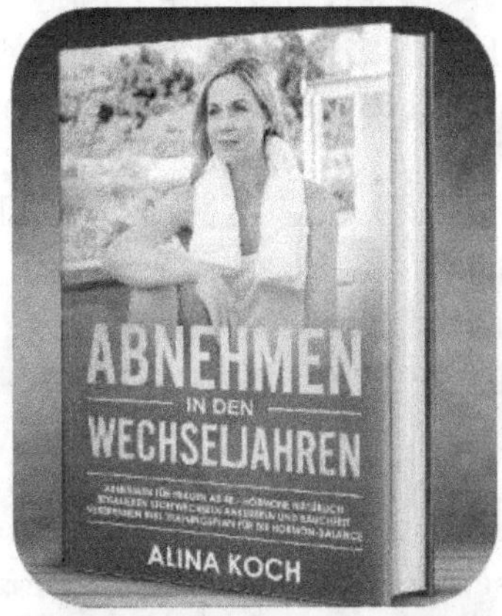

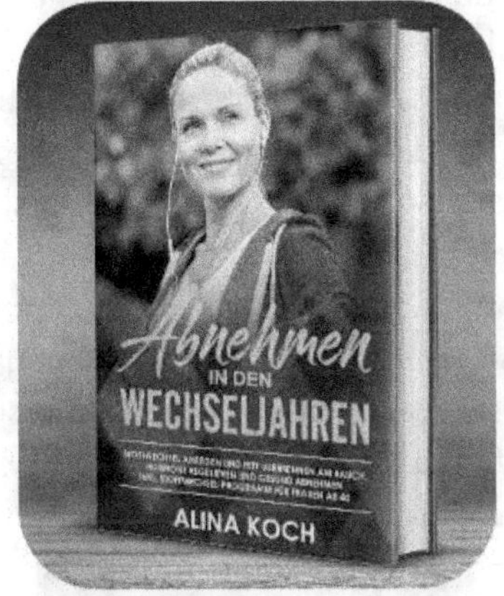

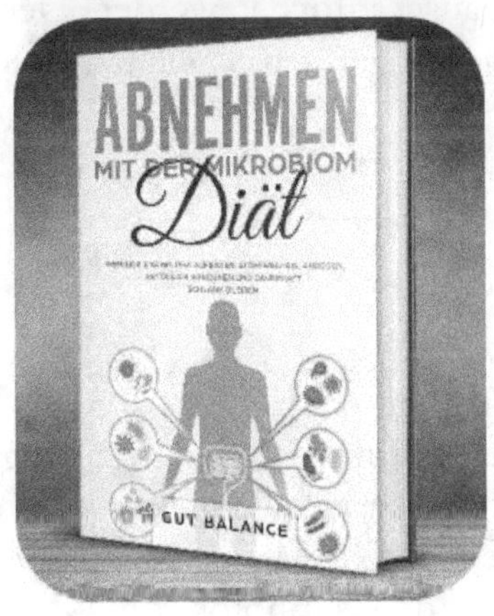

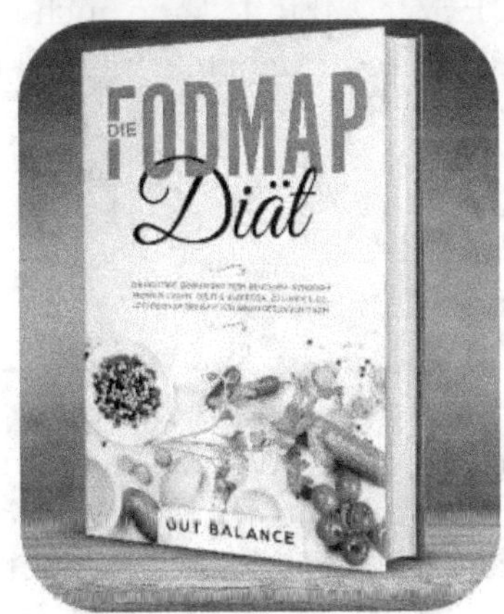

Haftungsausschluss

Das Buch ist nach bestem Wissen und Gewissen verfasst worden. Die Inhalte wurden mit großer Sorgfalt geprüft und aufbereitet. Eine Garantie oder Gewähr für die Vollständigkeit, Richtigkeit und Aktualität der Inhalte kann jedoch nicht übernommen werden. Die Inhalte dieses Buches stellen die persönliche Erfahrung und Meinung des Autors dar. Die Inhalte dürfen nicht mit medizinischer Hilfe verwechselt werden. Die in diesem Buch enthaltenen Informationen ersetzen nicht die medizinische oder diätetische Beratung durch deinen Arzt, Diätassistenten, Physiotherapeuten oder anderen Gesundheitsdienstleister. Die Informationen sind nicht zur Diagnose, Vorbeugung, Behandlung oder Heilung von Krankheiten gedacht, da es für den Autor unmöglich ist, die persönliche Krankengeschichte jedes Lesers zu kennen und zu wissen, inwieweit die jeweiligen Inhalte für die jeweilige Person geeignet sind oder nicht. Es empfiehlt sich immer, größere Veränderungen deiner Ernährungsgewohnheiten mit deinem Arzt oder Gesundheitsdienstleister zu besprechen, insbesondere wenn du gesundheitliche Probleme hast.

Dieses Buch dient nur zu Informationszwecken und kann keine ärztliche Beratung oder Diagnose ersetzen. Es wird keine rechtliche Verantwortung oder Haftung übernommen, die sich aus kontraproduktiven Handlungen oder aus Fehlern des Lesers ergäben. Eine Haftung für Personen-, Sach- und Vermögensschäden ist daher ausgeschlossen. Eine Erfolgsgarantie kann auch nicht ausgesprochen werden. Der Autor übernimmt daher keine Verantwortung für das Nicht-Erreichen der im Buch beschriebenen Ziele.